天下文化
BELIEVE IN READING

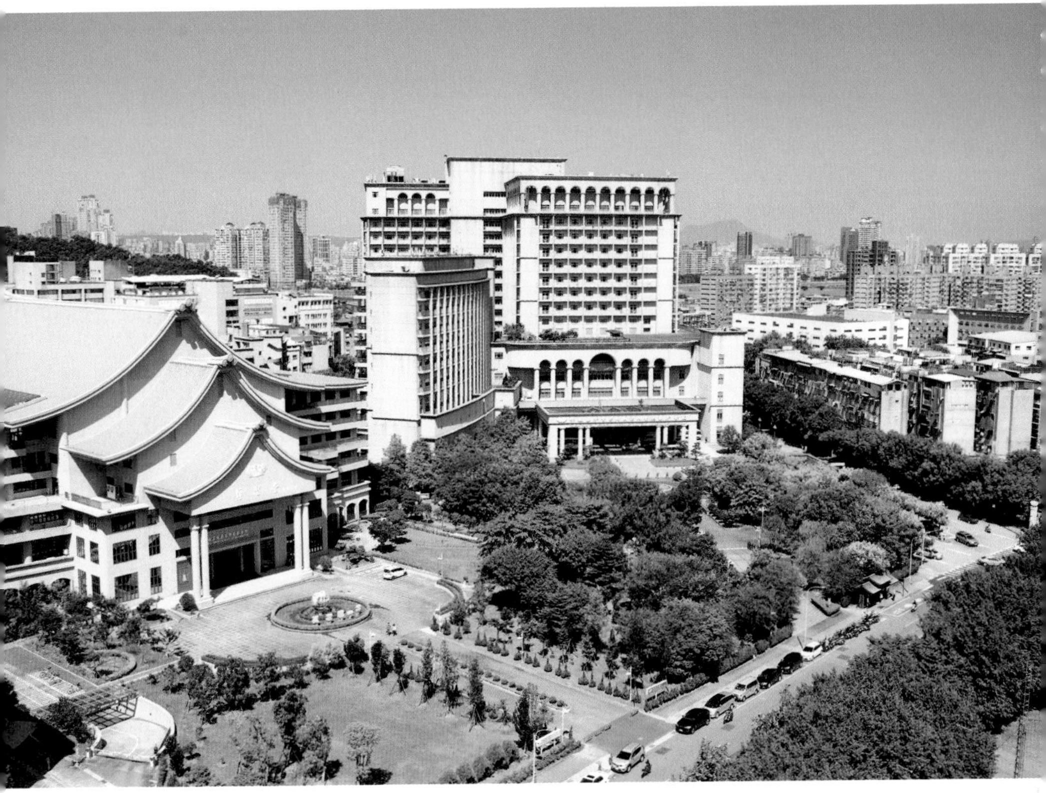

1｜臺北慈濟醫院本著守護生命守護愛的信念，
在 COVID-19 這場世紀大疫中，站在疫浪前線，
以愛戰疫，不放棄任何一個病人。

1

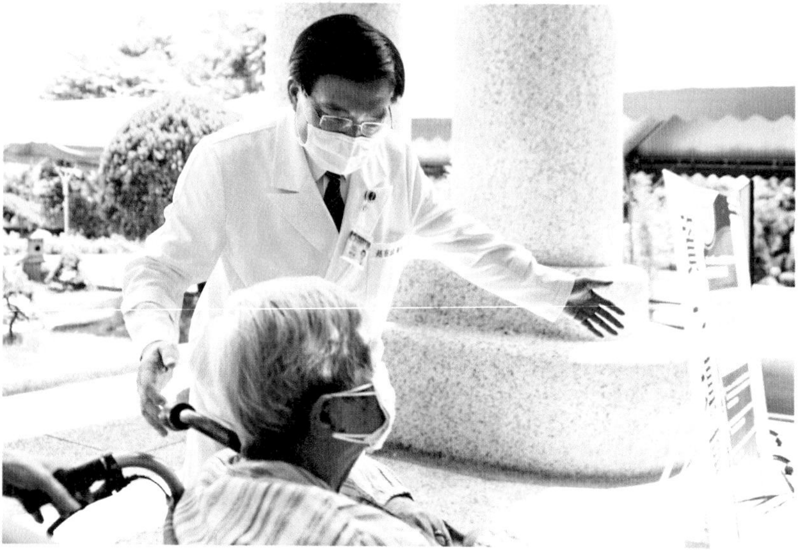

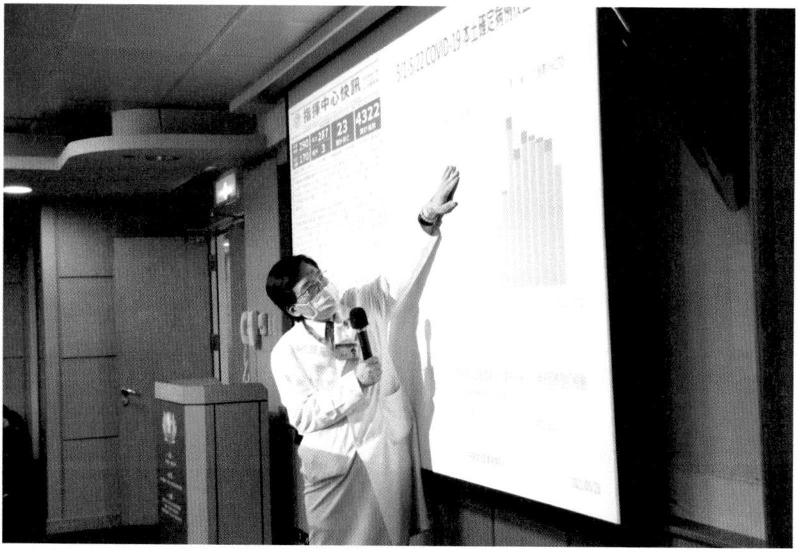
指揮中心快訊
287
3
23
4322
COVID-19

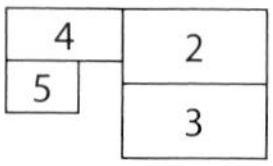
4
2
5
3

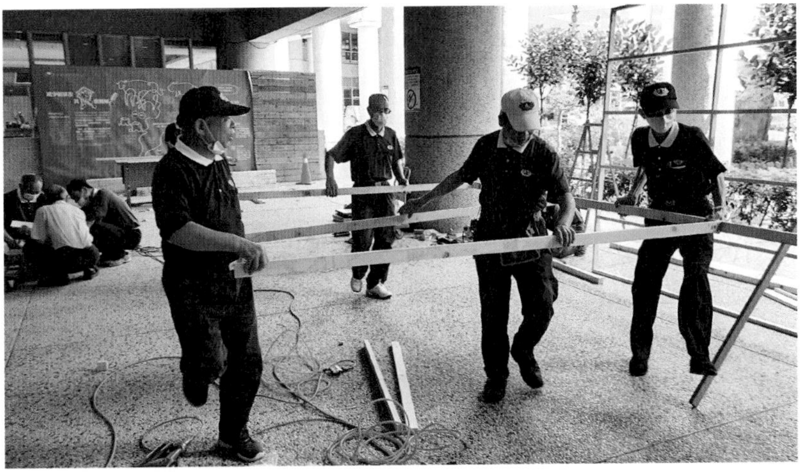

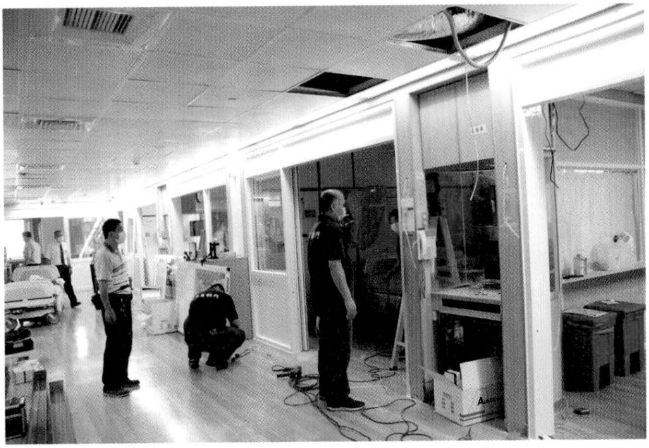

2｜二〇二一年五月中旬疫情爆發，臺北慈濟醫院在趙有誠院長帶領下，全院人員奮勇迎難，疫情嚴峻病患求助無門時，迅速加開專責病房收治病患；五月到八月底，收治病患數全國居冠。

3｜身為收治確診個案的責任醫院之一，趙有誠院長日日召開防疫會議，抱著「隨時可應戰」的心理準備。

4, 5｜疫情嚴峻，在慈濟志工協助下，兩日內完成戶外社區篩檢站設立。然需插管的重症病人增加太快，院方同步緊急改裝加護病房成微負壓環境，迅速做好準備收治病情最危急的病患。

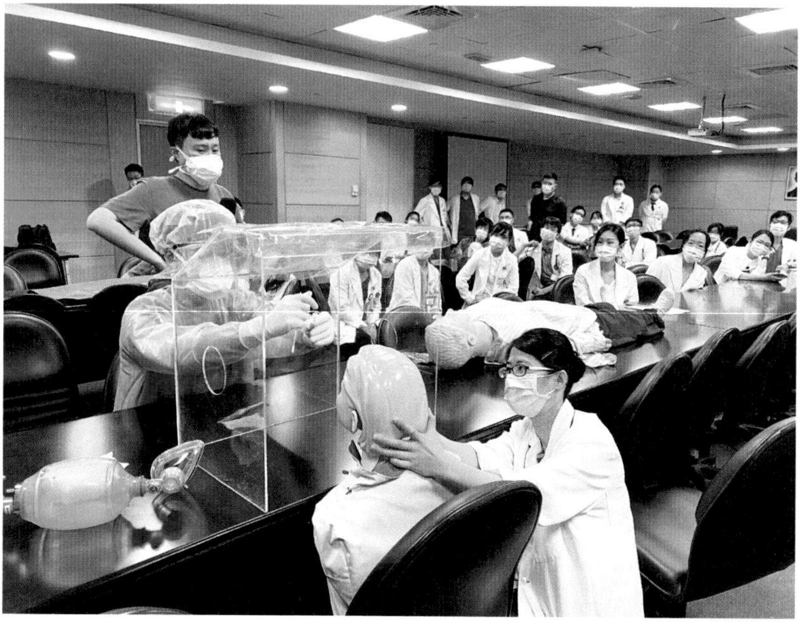

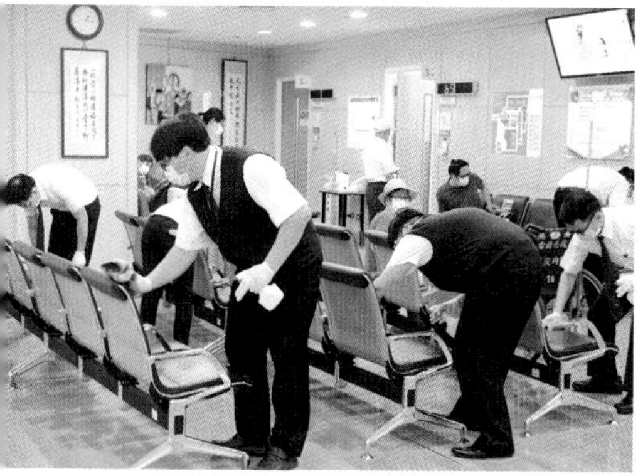

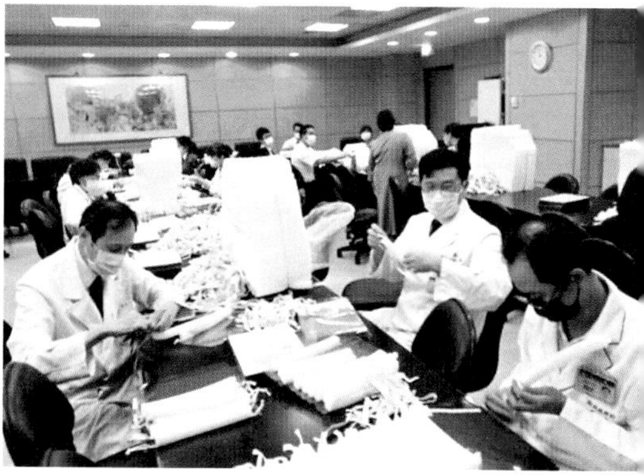

9	10	6	
		7	8

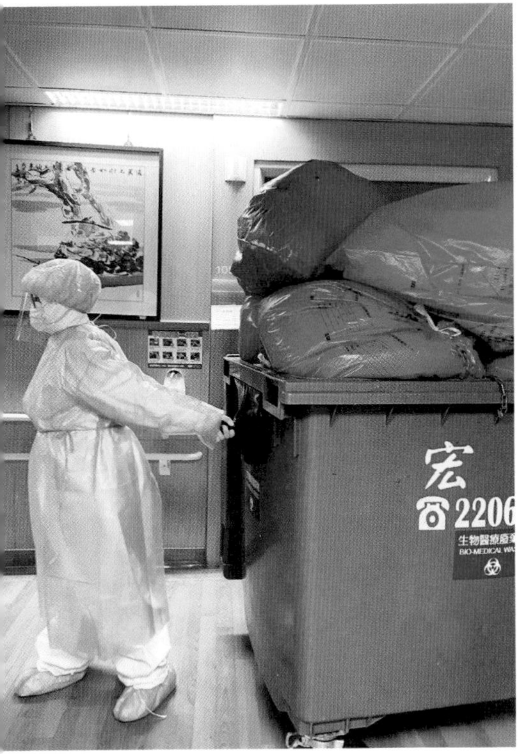

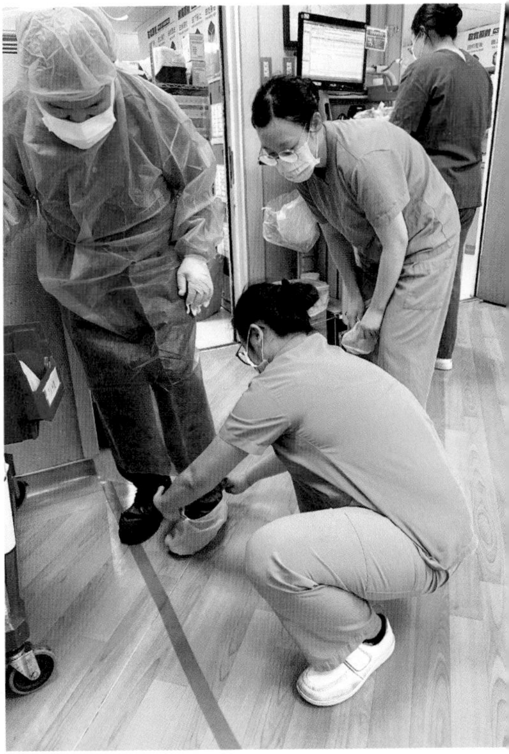

6｜全院總動員，因疫情嚴峻而醫療降載科別的醫護、住院醫師，積極接受教育訓練支援篩檢。

7｜面對疫情，全院同仁責無旁貸，行政人員利用午休主動協助清消診間。

8｜防疫面罩需求量大，有空的人主動上生產線，前後約五百人次參與，製作三萬五千片以上的防疫面罩供醫療前線使用。

9, 10｜醫護為全面防堵病毒，全副武裝照護病人之餘，還包辦病房清消工作。由於清潔人員多半年紀大、較欠缺風險概念，雖有防護衣穿脫訓練，仍做不到位，不時需護理人員協助。醫護清消自己來，落實感控措施，疫情嚴峻期間維持院內零感染。

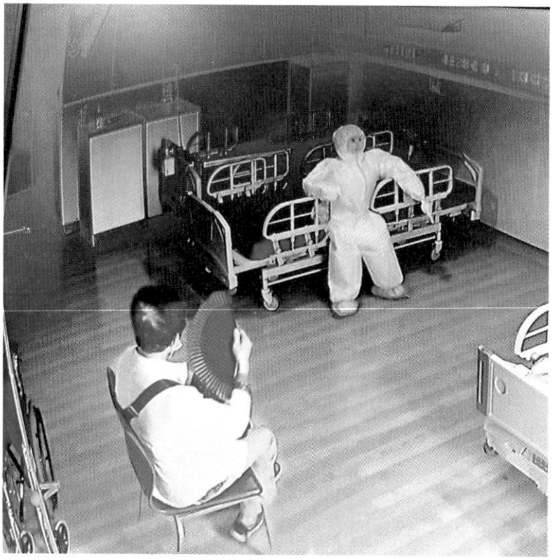

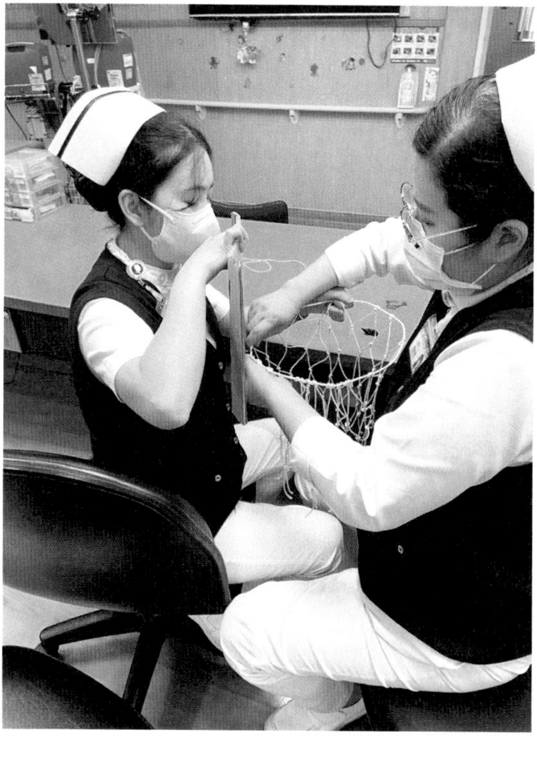

13	14	11
		12

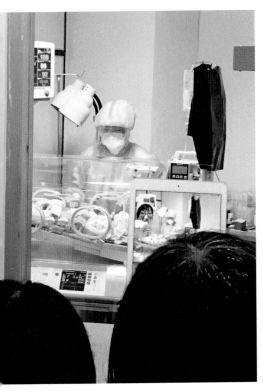

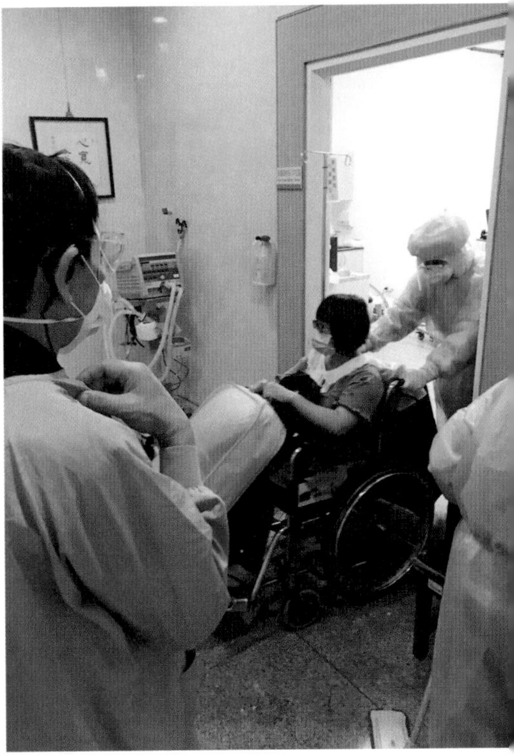

11｜恐慌症阿嬤入住專責病房後躁動不安，醫護人員發揮創意，用氣球做出像穿著全套隔離衣的護理師，抱進病室陪伴阿嬤，阿嬤的情緒終於穩定下來。

12｜這波疫情有不少小病人隨家人一起入住專責病房，由於整天關在病室裡，心情不佳，護理師使出渾身解數，利用空檔製作籃框、套圈圈，想各種遊戲讓小病人重展笑顏。

13, 14｜陳小姐孕期染疫，多家醫院拒收，最終來到臺北慈濟醫院，因肺部病況嚴重，須提前剖腹生產。護理師在她插管前為她錄下想對寶寶說的話，讓寶寶一出生就能聽到媽媽的聲音。她在加護病房醒來時還插著管，護理團隊透過視訊讓陳小姐與女兒見面，彌補孩子不在身邊的遺憾。

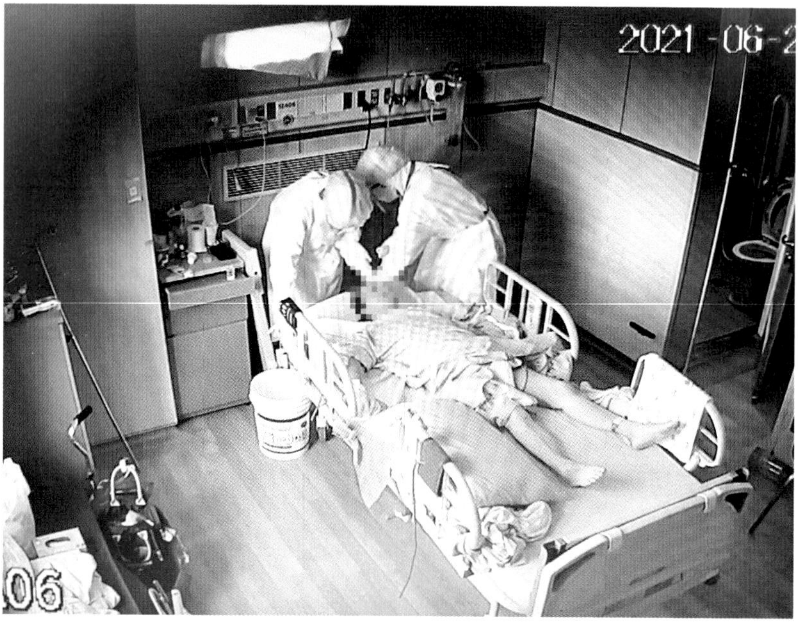

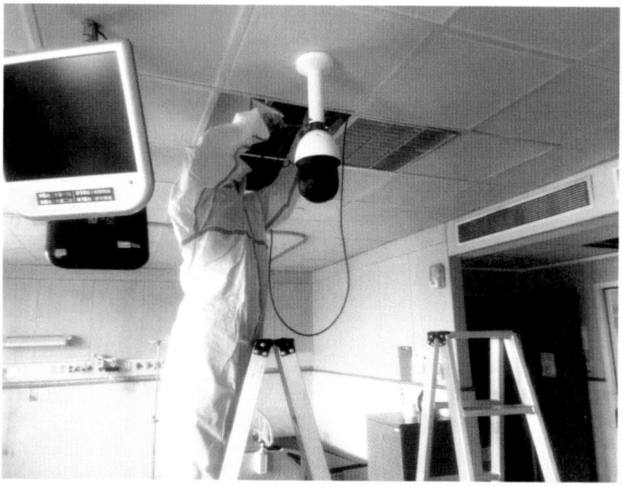

17 15 16

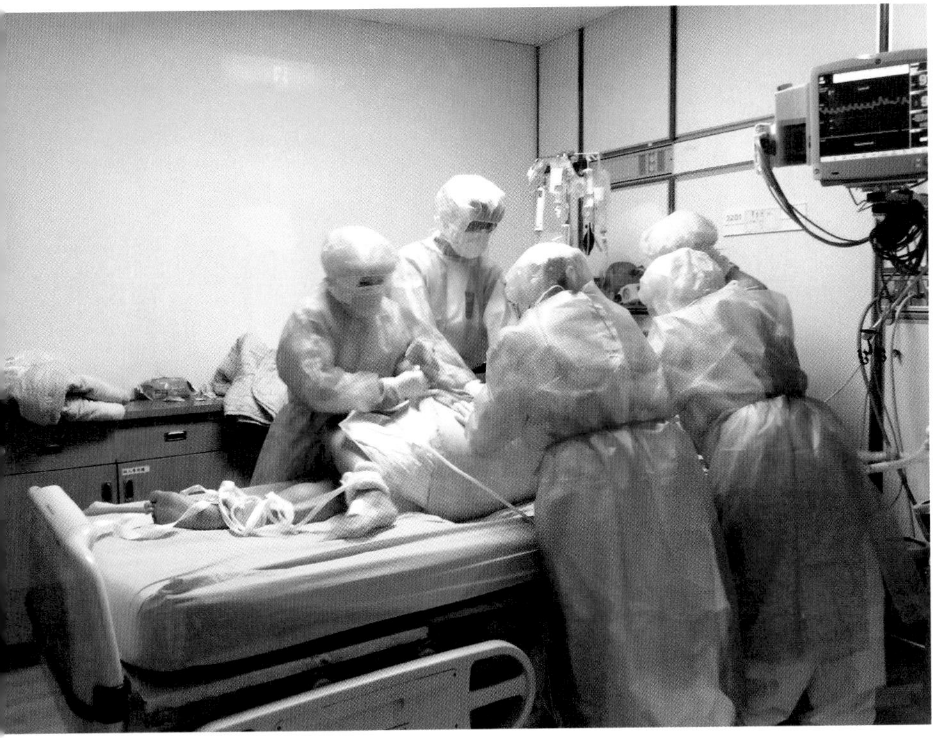

15｜染疫長者行動不便，護理師全副防護下為其洗頭，雖然需耗時一個鐘頭，汗水濕透全身，但卻能讓長者身心都清淨。

16｜每間病室加裝高顯像監視器，讓護理站透過螢幕時刻了解病患在病室的動態，監控設備還連接生理監視器，以便隨時掌握病人生命徵象，觀察病情變化。

17｜「俯臥治療」是為病人做俯臥式擺位，增加肺部氧合能力。但病人身上接有醫療儀器或打點滴的管線，加上不乏體重破百的重量級病人，每次翻身，都需五、六個人在病床兩側合力完成。

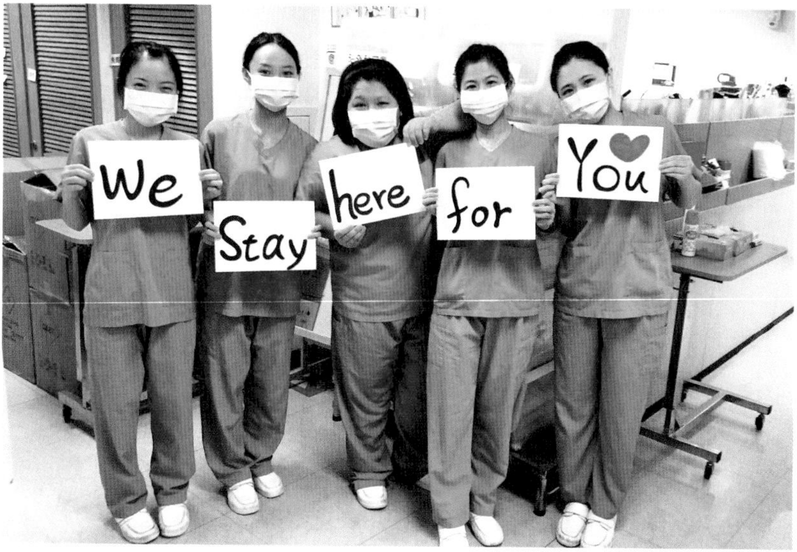

20	18
21	19
22	

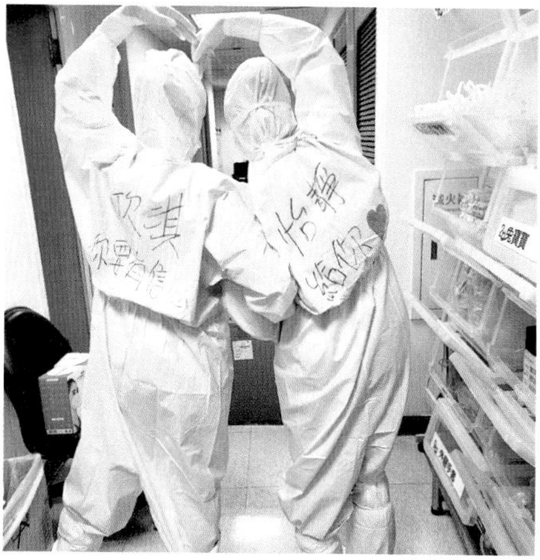

18, 19｜醫護團隊用文字的力量，傳遞對病患的關懷、降低他們的不安及孤單。除了用 LINE 噓寒問暖，防護衣背面、口罩密封袋、字卡上，寫下護理師名字及滿滿的關懷之語。

20｜慈濟基金會送來快篩試劑。如果說臺北慈濟醫院為社區帶來安定的力量，那麼慈濟基金會就是醫院最強而有力的後援。

21, 22｜證嚴法師指示慈濟醫療體系研發防疫中藥，製成「淨斯本草飲」，經臺北慈濟醫院團隊進行臨床研究，證實淨斯本草飲有助確診病人之病毒量與發炎指數下降，研究成果受國際重視，刊登在國際 SCI 期刊 <*Frontiers in Nutrition*>, March 2022, Volume 9。

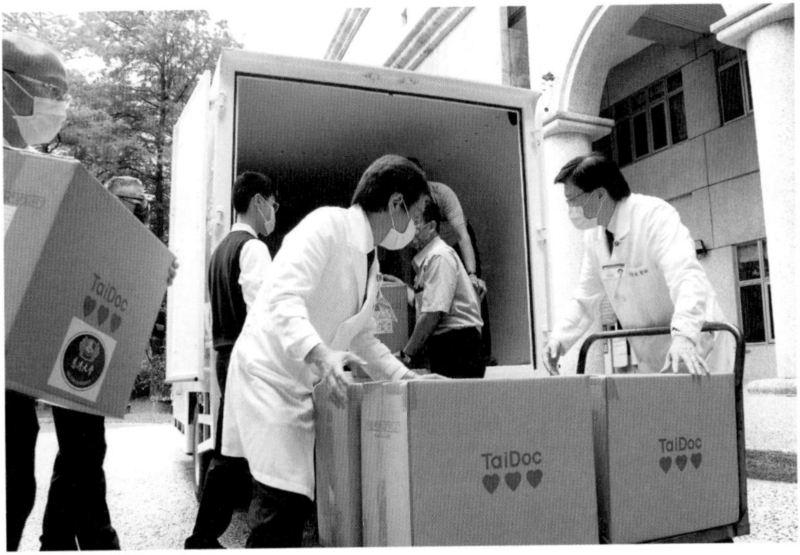

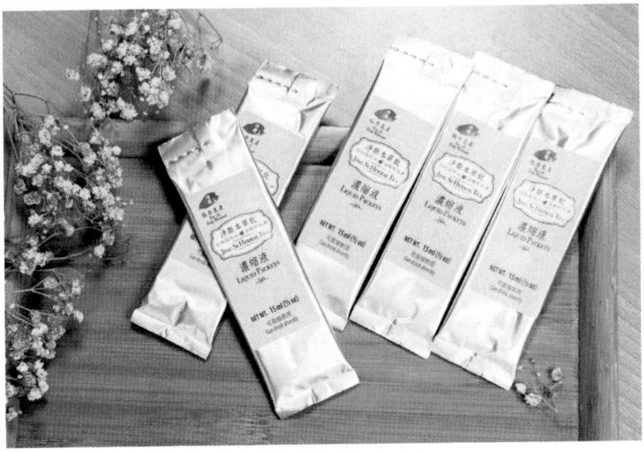

frontiers in Nutrition

ORIGINAL RESEARCH
published: 14 March 2022
doi: 10.3389/fnut.2022.832321

ORIGINAL RESEARCH article
Front. Nutr., 14 March 2022 | https://doi.org/10.3389/fnut.2022.832321

Check for updates

Efficacy and Safety of Complementary Therapy With Jing Si Herbal Tea in Patients With Mild-To-Moderate COVID-19: A Prospective Cohort Study

Po-Chun Hsieh[1], You-Chen Chao[2,3], Kuo-Wang Tsai[4], Chung-Hsien Li[2], I-Shiang Tzeng[4], Yao-Kuang Wu[3,5]* and Cheng Yen Shih[6]

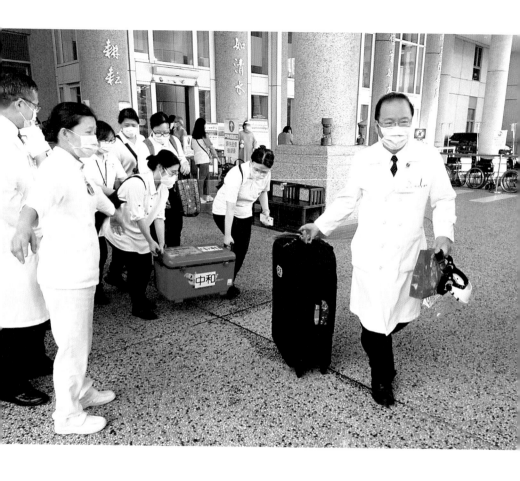

23｜臺北慈濟醫院承接收治輕症確診者的加強版集中檢疫所，開立社區篩檢站、新北五處靜思堂投入疫苗接種作業，每天清晨兵分九路，動員眾多醫護、行政人員抗疫。

24｜證嚴法師表示新北五處靜思堂都可做為疫苗施打據點，為社區立起防火牆。接獲指示後，臺北慈濟醫院立刻規劃將五處靜思堂設為疫苗接種站，火速完成繁雜部署，並採宇美町式打法，長者不動醫護動，保障長者安全。

25｜為了讓民眾知道「誰幫我打疫苗」，公傳室製作印有姓名及照片的斗大名牌讓醫護掛在胸前，方便民眾辨識，也拉近雙方距離。

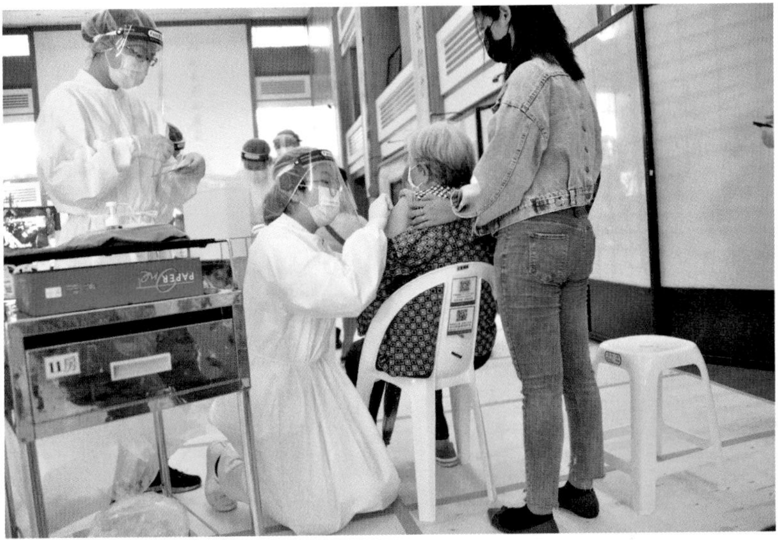

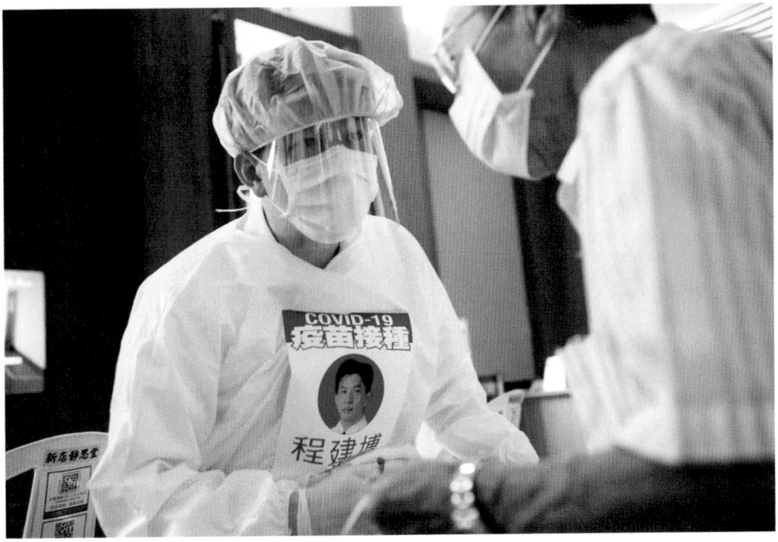

24
23
25

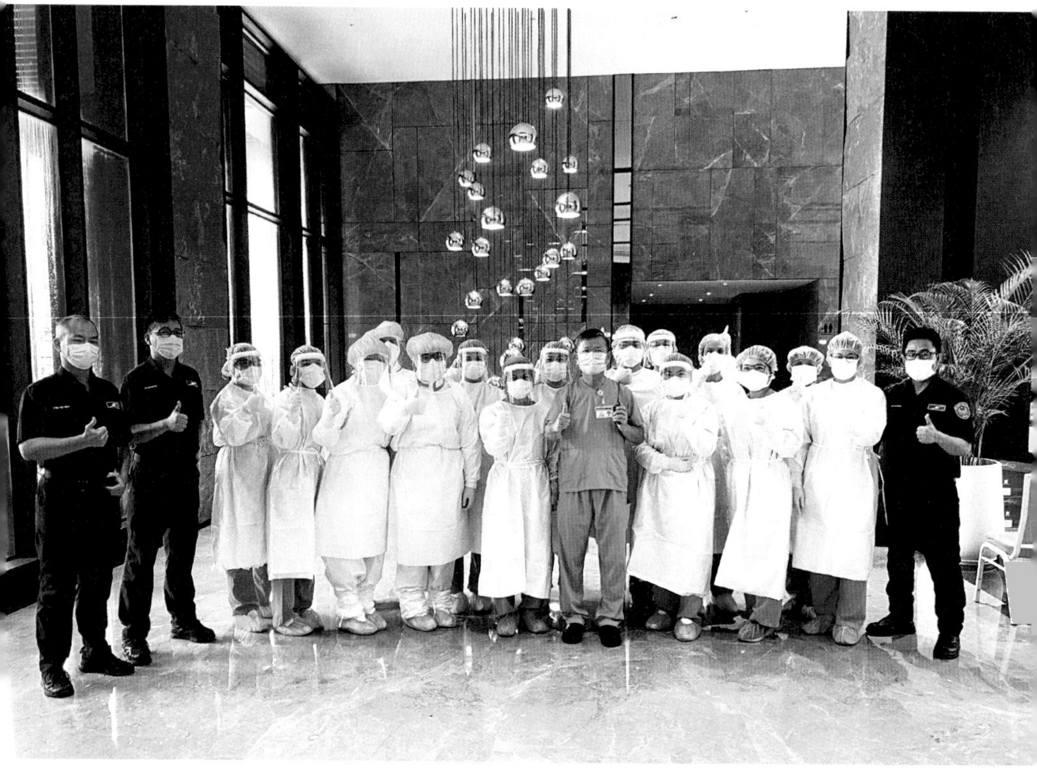

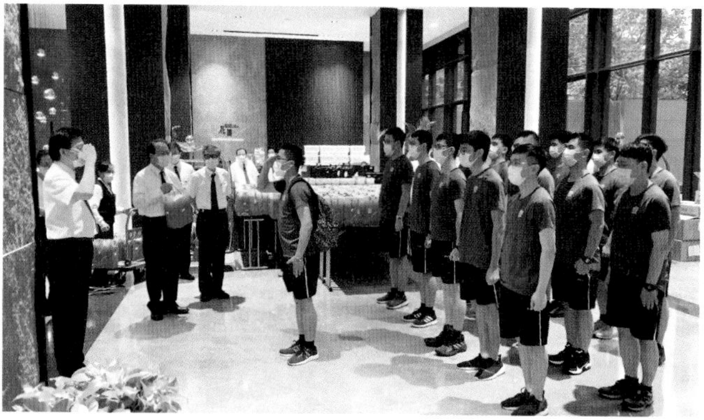

28	26
29 / 30	27

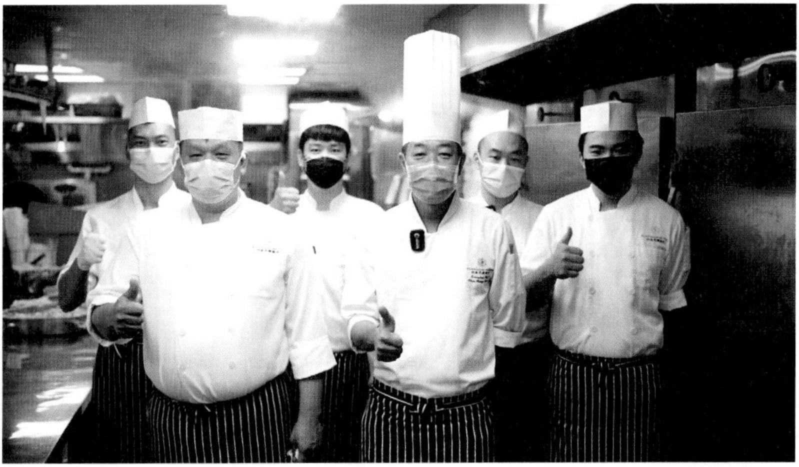

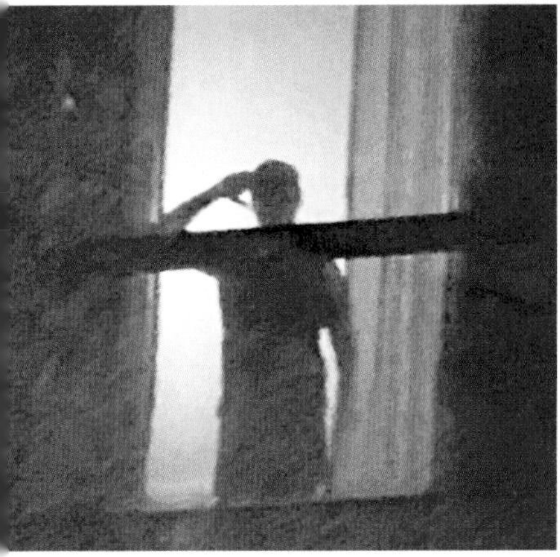

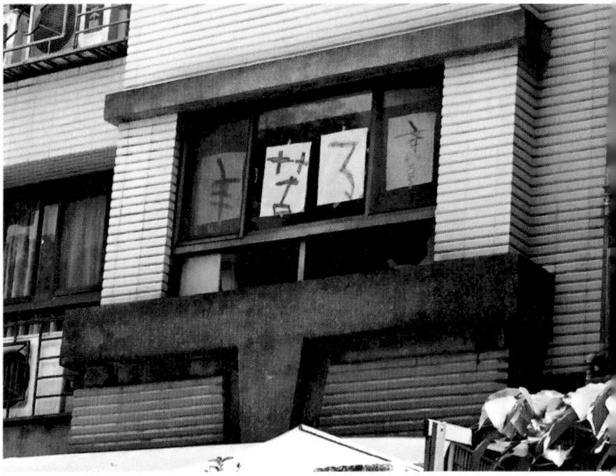

26｜臺北慈濟醫院承接「加強版集中檢疫所」白金花園酒店，醫護人員進駐二十四小時輪值，房務由白金負責，維安由保警承擔。

27｜國軍向將軍退役的趙有誠院長回報清消任務完成。

28｜白金比照臺北慈濟醫院提供素食，主廚陳興中率員清空冰箱中的葷食，重新採買素食食材。營養師進駐白金，與主廚商討菜單，提供住民及工作團隊營養美味的素食餐點。

29, 30｜同島一命，集檢所附近的居民，透過海報暖心為醫護打氣；染疫住民也向窗外比起大拇指與行舉手禮，感恩醫護團隊無微不至的照護。

受獎名單

COVID-19防疫有功醫院 - 貢獻卓越

佛教慈濟醫療財團法人台北慈濟醫院
醫療財團法人徐元智先生醫藥基金會亞東紀念醫院
臺北市立聯合醫院和平婦幼院區
衛生福利部雙和醫院(委託臺北醫學大學興建經營)
臺北榮民總醫院
國立臺灣大學醫學院附設醫院
新光醫療財團法人新光吳火獅紀念醫院

COVID-19防疫有功醫院 - 防疫有功

三軍總醫院附設民眾診療服務處
台灣基督長老教會馬偕醫療財團法人淡水馬偕紀念醫院
臺北市立聯合醫院中興院區
臺北市立萬芳醫院－委託財團法人臺北醫學大學辦理
新北市立聯合醫院(三重)
長庚醫療財團法人林口長庚紀念醫院
衛生福利部臺北醫院
臺北市立聯合醫院仁愛院區
三軍總醫院松山分院附設民眾診療服務處
臺北醫學大學附設醫院
長庚醫療財團法人基隆長庚紀念醫院
輔仁大學學校財團法人輔仁大學附設醫院
國立陽明交通大學附設醫院
台灣基督長老教會馬偕醫療財團法人馬偕紀念醫院
彰化基督教醫療財團法人彰化基督教醫院
衛生福利部基隆醫院
振興醫療財團法人振興醫院
臺北市立聯合醫院陽明院區
新北市立土城醫院(委託長庚醫療財團法人興建經營)
臺北市立聯合醫院忠孝院區
天主教耕莘醫療財團法人耕莘醫院
衛生福利部桃園醫院

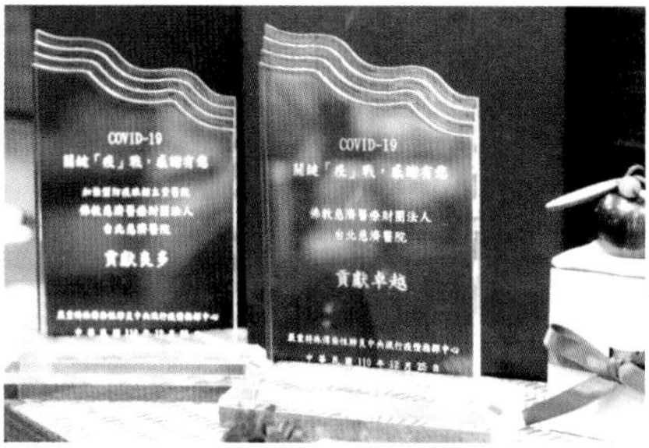

31｜二〇二一年十二月二十五日，在衛福部 COVID-19「關鍵『疫』戰，感謝有您」頒獎典禮上，臺北慈濟醫院獲頒「貢獻卓越獎」，在受獎時名列第一。這項殊榮代表臺北慈濟醫院在疫情最嚴峻、最艱難時期的付出。二〇二二年四月疫情再起，趙有誠院長帶領全院人員，再度勇赴前線，站上疫浪高頭迎戰。

社會人文 BGB532

挺在疫浪的前線

臺北慈濟醫院守護生命守護愛

趙有誠院長及醫護團隊——口述
葉知秋——採訪整理

目錄

推薦序

是救命的醫院，也是潤漬眾生的道場

釋證嚴　佛教慈濟慈善事業基金會創辦人

新冠疫情已經持續超過兩年了，全球疫情仍然擋不住。臺灣疫情在去年一度嚴峻，身為新冠肺炎急救責任醫院的臺北慈濟醫院，在院長趙有誠的帶領下，全院上下一心投入這場抗疫救命的行動，二〇二一年五月到八月，臺北慈濟醫院收治九百零六位新冠肺炎確診病患，同時創下院內零感染的紀錄。

到了下半年，臺灣疫情趨緩；未想今年年中，疫情又起。最新變種病毒以超強的感染力，使得這一波疫情來得又猛又急，自五月以來，突破了每日數萬人確診的數字，令人怵目驚心。臺北慈濟醫院以醫者治病救人的責任感，再次站上這一波疫浪的高處，繼續守護臺灣，守護每一位病人。

疫情底下，沒有哪一個人是局外人，也沒有哪一個國家能置身事外。海內存知己，天涯若比鄰，地球是我們共同的家鄉，世界已成了生命共同體，彼此生死相依，禍福與共。病毒無眼，因此不分種族國家，不分宗教信仰，不分貧富貴賤，附形沾黏，借體擴散，威力難擋；唯有彼此互助，抗疫無間，才能遠離病毒的陰霾和災難的夢魘。

生命在病毒面前變得脆弱，人類在疫情底下顯得渺小，我們不禁要問，病毒如何形成？疫情如何致此？人類又應如何向大自然學習與萬物和諧共存？答案都值得我們捫心自問，深刻反省，惕勵戒慎。

人命關天，人人都是戰士，尤其醫護菩薩在第一線防疫為搶救生命、守護平安，把守前線，忘小我而顧大我，捨小家而護大家。

回望去年，疫情期間，臺北慈濟醫院的護理菩薩日日「穿著層層包覆，密不透風的防護衣帽，全身汗水濕透，除了餵飯、灌食、翻身、拍背、更換尿布、清理褥瘡、攙抱如廁、溫水清洗肛門，還主動為病人洗頭沐浴，傾聽撫慰，平復驚恐，處處展現出全人醫療的真諦。」這些工作，即便是至親子女也不一定能做得到如此輕柔、細膩而又周全；我們的護理菩薩真的是把每一位病患都當成自己的家人，那是怎樣的慈悲，怎樣的愛。

尤其在專責病房的護理人員，有好幾位都為人母親，還有的才剛剛育嬰假期滿，有的家人難免有顧慮，但她們卻都意志堅定：「我要回專責病房跟大家一起抗疫。」「去年我照顧過確診病人，今年也不能缺席。」「單位需要我，我就要回來。」而為了不要傳染給小朋友，有的一整個月都沒有見到自己的小孩，忍著思念，只為了照顧和救助一位又一位受新冠肺炎侵擾的病患；一有機會視訊幾分鐘，聽到小孩的聲音，就忍不住流淚。醫護們的用心用情，真的是令人感動。

面對今年這場疫情，雖然中重症的比例降低，但需要隔離的輕症確診者卻大幅增加，救護工作量也相對加重。醫護團隊犧牲與家人相聚的時光，不分晝夜，二十四小時接力，互信、互愛、互助，共同肩負起責任。總是叮嚀醫護菩薩，務必做好自身防護、照顧好自己，因為你們的平安就是給證嚴最大的禮物。真的很感恩各個醫護團隊，用實際行動，付出心中的愛，投入了這場抗疫弭災的壯舉，真的只能說感恩。

想想病毒怎麼來的呢？其實，災疫就是大自然向人類的示警，地球受毀傷，災難時而頻傳，面對這一波的疫情，最好的靈方妙藥就是齋戒。期待人人抱持感恩心，感恩大地以各種青蔬、鮮果、穀類，提供我們完整的營養。我們不但不殺生，還要尊重生命，好好疼惜地球上跟我們一樣活著的所有生物。一起來倡導素食，一起來茹素，不僅人人能守護健康，也能清淨心念，長保平安。

感恩臺北慈濟醫院以「感恩、尊重、愛」落實全人醫療，以人為本、以愛膚慰、以生命搶救生命，更為求醫無門、內心無助的病患拔苦予樂，使他們身心安頓。對於臺北慈濟醫院趙院長、全體醫護人員、所有行政同仁，大家上下一心，堅持「守護生命、守護健康、守護愛」這個使命，千言萬語，只能化作千萬聲的感恩與祝福。

自序

疫情海嘯中的醫護之愛

趙有誠　臺北慈濟醫院院長

二〇二二年已是新冠病毒肆虐的第三年，全球確診病例超過五億，死亡人數超過六百萬，這是人類歷史上少見的重大疫災，有如一九一八年流感大疫。雖然現今醫學進步，科學家們很快找出致病元凶冠狀病毒，也在短時間內研發出檢驗方法、疫苗、治療藥物，以及公共衛生上的防疫策略，但是這數年來的疫情對全球經濟、民生、教育、交通、醫療都產生巨大的影響。

臺灣四面環海，疫情之初尚能堅守，直到二〇二一年五月雙北疫情大爆發，每日數百位確診病人，紛紛湧入各大醫院急診室，讓醫護措手不及。雖然各級政府設置篩檢站、大型檢疫所，也啟動「北病南送」等應變計畫，但那段期間一線醫護同仁面對的是排山倒海而來的重症病人，除了搶救因嚴重肺炎呼吸衰竭的病人，還要嚴陣以待「快樂缺氧」病情的瞬息萬變。

更令人難忘的是病人的恐懼、驚慌與悲傷。許多家庭成員染疫後，被拆散分送入不同醫院，也有人下了救護車，才知道已身在南部縣市，只能透過手機彼此關懷鼓勵。幾天後有人孤獨的死去，親人們除了隔著手機哭泣，二十四小時內需火化的政令，也沒法靠近為摯愛的家人道別。

全人醫療的真諦

在那樣的疫情爆發之初，臺北慈濟醫院因應大量的病人，立即開設五間專責病房，外加三十三張加護病床，努力搶救、收容每一個送來急診室的病人，以及在其他醫院求救無門的患者。面對突然的巨變，醫護同仁能在第一時間迅速而努力承擔起來，這就是「良知」吧！

住在臺北慈濟醫院的新冠肺炎病人，不論是來自安養中心的失能長者、精神疾病患者、失智老人、待產孕婦、兒童、洗腎病人、街友、毒癮者，都受到醫護同仁無微不至的呵護。這些醫護同仁都才剛接種完第一劑AZ疫苗，穿著層層包覆，密不透風的防護衣帽，全身汗水濕透，除了餵飯、灌食、更換尿布、清理褥瘡、攙抱如廁、溫水清洗肛門、還主動為病人洗頭沐浴，傾聽撫慰，平復驚恐，處處展現出「全人醫療」的真諦。

臺北慈濟醫院擁有一千零一十三床的醫護人力，但在這波疫情中，醫護同仁照顧了九百零六位確診病人，人數是全國第一。也許觀世音菩薩「聞聲救苦」的精神，在慈濟創辦人證嚴法師言教身教之下，早已深植同仁心中。

更令人感動難忘的是，當證嚴法師宣布購買五百萬劑BNT疫苗為全民，特別是兒童防疫時，同仁們募心募愛，紛紛捐出防疫獎金或薪水，支持慈濟基金會龐大的負擔。臺北慈濟醫院共募得新臺幣七千多萬元！上下一心「甘願做，歡喜受」，院長真以身為團隊的一分子為榮，因為事情做出來，道理就已經完成了。

社區淪陷，急診超載

臺灣「全力圍堵，防疫清零」的政策，在二〇二二年 Omicron 變異株病毒侵入後失守了。因為超強的傳染力讓確診人數暴增。雖然有接種疫苗後的保護力，輕症比例較高，死亡率也由前一波的百分之四下降到今年的約千分之一，但因分母數太大，醫院的急診室、加護病房以及專責病房，再度面臨疫情海嘯的挑戰。我們雖然身經百戰，還擁有過去兩年「院內零感染」難能可貴的防疫成績，但是今年真的很不一樣，我們也因應大勢做了一些調整。

由於社區淪陷已無法清零，待床病人快速增加，我們改變策略，已住院的病人治療觀察三、五天後，確認無需插管，無惡化成重症的危險，就讓病人先出院空出床位，轉由「居家照護」團隊接手，後續再視訊診療追蹤。

這樣的策略維持幾天後，很快遇上另一個挑戰，安養中心紛紛送來染疫又失能的長輩，透析中心也轉來需要定期洗腎的確診腎友，這樣的病人一旦入住，短期都出不了院。加上今年特別多幼兒病童及八十歲以上的長輩，沒幾天專責病房就床位吃緊了。那時急診作業量增到平日的四倍，平均兩分鐘就來一位病人，除了發燒合併呼吸道症狀的新冠病人，還有其他心肌梗塞、腦出血、胃穿孔、急產、車禍外傷的一般急診病人，要搶救又要防疫保護他們彼此不互相感染，一線同仁真的忙壞了。院長能做的，就是提供足夠的空床讓急診不致癱瘓。

還記得五月一日星期一早上，我親自致電衛福部石崇良次長，建議安養中心、康復之家等長照機構，以及血液透析中心的確診病人，應以原地安置為原則。石次長過去是急診專科醫師，很快掌握住重點，明快做出決定，第二天就發出公文讓所有醫療院所及機構「有法可循」。但縱使如此，救護車還是不斷送來安養中心染疫的住民。

為了妥善照顧這些染疫的住民，也保有專責病房床位的能量，我開創了「主動前接式」服務：只要任一安養中心有確診病人送至本院，我立刻派具有社工及護理雙背景的林資菁專員，主動電話關懷他們的困難與需求，並為他們安排ＶＩＰ視訊門診，由徐榮源副院長負責。安養中心的護理師第一次接到醫院主動關懷的電話都哭了。

在二〇二二年這一波疫情，我們共協助了四十二家安養中心。每一位有醫療需求的住民，都能得到照顧，後來安養中心也願意提前接回一些症狀已緩解的住民。染疫洗腎病人的安置，也是醫院面對的難題，我們除了在專責病房內特別建置幾套血液透析的機組，護理師還必須善用大夜班的空檔，消化確診腎友洗腎的需求。腎臟透析中心主任郭克林也主動與各洗腎中心聯絡，分享相關照顧資訊，並協助腎友轉回原院所。

居家照護新模式

二〇二二年，新北市府再次委託臺北慈濟醫院在新店矽谷溫泉會館開設加強版集中檢疫所，侯友宜市長也於四月十一日，向醫院院長們介紹「居家照護」的新模式，並開始試運行。四月十四日在陳時中部長的共同見證下，新北市十家大型醫院各自承擔起市府規劃的區域照護責任。以專線電話關懷及視訊診療方式，照顧確診在家隔離的輕症病人。

這個由新北市首創的政策，是這波疫情海嘯中，能夠保留醫護量能搶救中重症的成功關鍵。臺北慈濟醫院負責守護的是新店、蘆洲、雙溪、平溪、瑞芳及貢寮六個區域，人口數共五十六萬三千多人，這也是十個分區中人口數僅次於板橋、樹林的第二大區。

這個突然接手的「居家照護」工作，起初由護理部主管獨立承擔，後來責任區每日確診者增加到兩千多位，又必須十二小時內聯繫完畢，且再繼續照顧十天，需求量實在太大，於是護理部主任吳秋鳳發動全院各部門一起分擔。五月八日以後，關懷照護日縮減至七天。五月中旬之後又號召訓練有素的慈濟師姊們、人醫會的夥伴，以及基層診所的醫師，一起加入「居家照護」的行列。

五月底疫情來到高原期，全臺灣每日八至九萬人確診，新北市民就有兩萬人左右。我們在醫院及矽谷集檢所中已照顧了一千兩百多位中重症病人，還「居家照護」了五萬多位確診隔離在家的市民。「居家照護」團隊每日手中照顧的確診者都超過萬人。在臺北慈濟醫院團隊「有智慧的分流」、「有溫度的關懷」、「有專業的診治」下，分在我們轄區的市民鄉親，都非常的安心與感恩。

這波 Omicron 病毒株在社區及家庭中快速傳播，醫院同仁也難以避免，五月底已累計有百分之十五的同仁確診，人力亦受影響。我們設計了「直屬主管」、「職安」、「人資」、「院部主管」的四線關懷，讓大家都平安度過隔離期內心的自責、焦慮、低落與不安。他們在隔離期滿，快篩陰性後，都立刻穿起盔甲再投入防疫的第一線。

慈濟人無私真誠的愛

慈濟志工永遠是社會安定的力量。從二〇二〇年以來，在證嚴法師的號召下，志工們在各地協助搭建防疫篩檢站，贈送防疫物資，協助弱勢家庭，募集疫苗善款，協助各靜思堂疫苗施打，處處都有慈濟人的身影。

證嚴法師從二〇二一年五月二十三日起，連續四十四天與四家慈濟醫院視訊連線，關懷各地疫情，也提供相關的協助。二〇二二年四月七日起，也幾乎每天在電話中向我表達對臺北慈濟醫院的關懷、不捨、鼓勵、叮嚀與感恩。了解我們緊急的需求後，除了提供防疫物資，淨斯本草飲之外，還有精舍師父送來的親手家常菜。證嚴法師在電話中多次提起，如果不是因為年邁，真想親自赴臺北與我們並肩抗疫！

在新冠疫情的大哉教育中，不知世人學到了多少教訓？又啟發了多少智慧？

在我腦海中留下永遠的記憶，並不是抗疫期間我們投入了多少人力與物資，而是全院同仁及慈濟志工，用生命守護生命的當下，大家投入了多少真誠的「愛」！

第一部

迎戰世紀病毒

二〇一九年年底，中國武漢出現不明原因肺炎，這個後來由世界衛生組織命名為 COVID-19 的世紀病毒，短時間內掀起海嘯般的嚴重疫情席捲全球，加上它不斷變異的超能力，在多個國家造成重大疫災。

二〇二一年五月，新冠海嘯襲向臺灣，一個接一個浪頭凶猛上岸，原本防疫有成的臺灣防線潰堤，本土疫情一日比一日嚴峻。

身為新冠肺炎急救責任醫院的臺北慈濟醫院醫護同仁，在院長趙有誠帶領下，站上疫浪高頭迎戰世紀病毒，抱著不放棄任何一個病人的信念，對抗這場百年大疫！

第一章

求救！需要重症病床

高峰期那段時間，醫院加上加強版集中檢疫所，一天差不多有近四百個病人要照顧。

——院長趙有誠

疫情高峰期到處都缺病房，但臺北慈濟醫院竭盡所能收治病患，沒有拒絕任何一個病人就醫，收治後也不曾轉出任何病患到其他醫院。

——感染管制中心組長詹明錦

二〇二一年十二月二十五日，在衛福部 COVID-19「關鍵『疫』戰，感謝有您」頒獎典禮上，臺北慈濟醫院院長趙有誠，從「中央流行疫情指揮中心」指揮官陳時中手裡接過「貢獻卓越獎」的獎牌。這個獎項共頒給雙北七家醫院，感謝這七家責任醫院在當年五月至八月本土疫情大爆發時的貢獻，受獎時臺北慈濟醫院名列第一。

雙手捧著獎牌，趙有誠心緒翻騰。獎牌不重，他卻覺得沉甸甸的，因為這代表全院同仁在疫情最嚴峻、最艱難時期的付出。「這是一場用生命搶救生命的戰役，在疫情最嚴峻時，真的度日如年，擔心救不回病人、擔心同仁染疫，很慶幸百分之九十五的病人都康復出院，同仁也全員平安。」

那波疫情海嘯退去後，警戒降級，民眾生活漸漸回到常態，醫院各項作業也逐步恢復，直至二〇二二年四月 Omicron 變異株讓疫情又起，醫院再度投入抗疫。二〇二一年由 Alpha 變異株引發的疫情確診人數雖沒有二〇二二年 Omicron 變異株多，但二〇二一年重症比率高，又是臺灣醫界首度面對疫情大爆發。

回首二〇二一年夏季挺在疫浪前線的三個月時間，臺北慈濟醫護人員莫不跟趙有誠一樣，百感交集、感觸萬千。

史無前例的硬仗

二〇二一年五月中旬本土疫情大爆發，不到一週，本土確診個案破千例。病患集中雙北，北部醫療量能吃緊，即便指揮中心祭出輕症確診者留在家中自我隔離的措施，醫院端仍面對收不完的病人，難以為繼。在如此艱難的時刻，無論是自行就醫、衛生局轉來，或其他醫院求援，臺北慈濟醫院都不曾拒絕任何病患入院。

「這是醫院不能推託的社會責任。」趙有誠表示。

新冠病患需要隔離治療，並不是每家醫療院所都有能力收治。二〇二〇年年初新冠疫情在臺灣現蹤後，臺北慈濟醫院身為收治確診個案的責任醫院之一，始終沒有鬆懈備戰，趙有誠每天與醫院主管召開防疫會議，維持好長一段時間，直到同年五月才停止每天召開，然而臺北慈濟醫院感染管制中心仍高度關注疫情走向。

二〇二一年四月下旬，臺灣發生華航機師群聚案，院方自四月三十日重啟每日防疫會議，針對臺灣疫情變化、床位調度、病患照護及物資庫存等事項，一一討論及沙盤推演，務求醫院有足夠量能收治病患。

當時院方正在準備次年預計的醫院評鑑，忙得不可開交，「但如果疫情又起，醫院必須能夠及時因應。」趙有誠說。日日召開防疫會議，就是抱著「隨時可應戰」的心理準備。

二〇二一年五月二日，新北市衛生局通知將送一名確診病患到臺北慈濟醫院，趙有誠即有風雨欲來、疫情再起的警覺，但他怎麼也沒想到，這波疫情竟如海中突現巨獸猛撲而來。從五月到八月，臺灣經歷一場驚心動魄的戰役。極短時間內大量確診者須送醫救治，更是對醫療體系的考驗與挑戰。

「這真的是場硬仗，病人實在太多了。」趙有誠回顧當時與「世紀病毒」對戰的慘烈，頻頻表示：「沒有想到這場仗打得這麼辛苦。」

二〇二一年五月二日晚上，救護車將衛生局託付的確診病患載至臺北慈濟醫院，穿著全套隔離裝的醫護人員在急診處門口接到病患後，隨即循特定路線將病患送至隔離病房。

這名年輕病患，就是桃園諾富特旅館群聚感染個案之一的外包水電人員，他也是二〇二一年臺北慈濟醫院收治的第一個新冠肺炎確診病患，病情不嚴重，入院時檢查，肺部有一點感染，但很快就狀況穩定。

然而，在這名諾富特旅館外包水電人員被送到臺北慈濟醫院觀察治療之時，新冠病毒正悄然無聲的在北臺灣快速擴散，兩個星期後，「防疫模範生」防線潰敗。五月十五日，確診病例三級跳至一百八十例，指揮中心宣布雙北疫情警戒升至三級，民眾都配合留在家裡不出門。當天是星期六，原本應是人聲鼎沸的商圈、鬧區及夜市不見人潮，一片空蕩蕩，蔚為奇觀。在寂靜宛如空城的雙北，只有收治確診病患的責任醫院人滿為患。

北臺灣深陷疫海載浮載沉，從五月到八月，臺灣民眾首度親歷新冠病毒的可怕，這波本土疫情造成上萬人確診，死亡人數達八百二十人。

輕症快速變重症，衝擊醫療體系

疫情暴起，指揮中心醫療應變措施及責任醫院開設病房的速度，趕不上病毒傳播的速度，臺灣竟然也發生國際疫情嚴峻時病人求醫無門的慘況。

自二〇二〇年初新冠病毒入侵臺灣後，就以「清零」為目標，指揮中心對確診病患的做法，是無論病情輕重，甚或無症狀，一律送醫隔離觀察治療，直到Ct值上升、兩次採檢結果陰性，病患才能解除隔離出院返家。

但二〇二一年五月爆發的這波本土疫情，由於病毒株已變異，疫情凶猛，重災區雙北確診病患急遽增加。為保留醫療量能收治重症病患，指揮中心更弦易轍，輕症病患改送集中檢疫所隔離，重症才送醫院。無奈確診人數幾乎是幾何級數增長，全臺集中檢疫所很快爆滿，指揮中心再宣布新措施：輕症及疑似出現症狀者留在家中自我隔離，等候通知安排就醫。

指揮中心也在五月十八日發布「我該如何照顧家中的 COVID-19 確診病患」的指引，告訴民眾，在確診家人還沒有被安排住院前，同住家人如何照顧確診家人及自我保護，以及確診家人出現哪些症狀時，應立即聯繫相關單位安排送醫。

但這項措施並未能緩解醫院的壓力，因為居家隔離的輕症確診者，很多人在短短幾天內病情惡化轉為重症，但到處都缺病床，民眾打爆指揮中心的一九二二專線或雙北市政府疫情相關專線，還是無法被安排就醫。

當時還有人猝死家中，檢驗後才發現確診。這種死亡後才確診並非個案，還有媒體記者猝死在工作單位、死後確診的案例。五月十九日全國升三級警戒後，短短三個星期內，雙北檢方相驗疑似染疫的猝死者大體，三十九人中有二十六人為陽性，比例超過六成，社會人心惶惶。後來醫界才發現，這波疫情中，確診病患病情快速惡化，是「隱形缺氧」所致。

「求救，需要重症病床！」

五月十五日雙北升級三級警戒不到一星期，所有責任醫院收治確診病患的量能幾乎都已飽和。常有病患送醫時已必須插管進加護病房，但醫院騰不出床位收治；甚至病情危急到送急診時已先插管，但醫院沒有床位須將病人轉出。衛福部因此下令，各醫院都得提供二十床內科加護病房病床收治重症病患，可是仍然不足。

「那時新北市衛生局跟轄內醫院院長有一個 LINE 群組，用來聯繫、調度病患送醫事宜。」趙有誠說，一開始運行還算順暢，後來多家醫院無法再收病人，群組裡幾乎天天都有友院請求轉出在急診等床的病患訊息，第一句話就是：「求救，需要重症床！」甚至是：「哪一家醫院可以救救我們？」

「需要病床的病人，有已經咳血的、有臉色發黑的、有全身癱軟跌倒的，甚至還有需要洗腎的。」趙有誠說，染疫的重症病人幾乎身體狀況原本就差，有慢性病或其他問題，生死交關、命在旦夕，但衛生局人員往往把臺北市、新北市、基隆市的醫院電話都打過一輪，仍找不到可以接收病患的醫院。

「這波疫情中，很多病患大約七至十天轉成重症必須插管，」疫情平穩後，內科加護病房主任蘇文麟回想那時每天看到院長轉發衛生局一則又一則的求救訊息，仍感心驚：「一則、兩則、三則、四則、五則、六則……LINE 群組求救訊息持續增加。」

衛生局另有與個別醫院直接聯絡的管道，轉介居家隔離者病情突變的病人，臺北慈濟醫院負責與衛生局窗口聯絡的感染管制中心人員，也不停在醫院內部群組轉述衛生局轉介個案的情況：「病患三十八度高燒未退，無法起身及進食」、「病患咳嗽、呼吸喘、臉色發黑、發燒三十九點三度」等。在醫院紀錄中，五月二十一日衛生局轉介一個發燒四十度、持續咳嗽的病患，臺北慈濟醫院人員跟這名病患通電話時，對方已無法正常講話，講兩、三個字就劇烈咳嗽，聯絡過程中一度沒有接電話，急壞聯繫人員。

病患求醫無門，「我們來收治」

秉持醫院社會責任與宗教醫院的救人天職，面對其他醫院及衛生局轉介求援個案，趙有誠不時在群組回覆「我們可以協助」、「我們可以承接」、

「我們可以收治」，緊急加開病房，以最大努力不斷收治病患。

「那段期間，我們感管人員夜以繼日的工作，半夜十二點甚至凌晨兩、三點，都還在跟衛生局人員聯絡。」感染管制中心組長詹明錦說，一直有救護車載病患來，每每接到病人，就要通知衛生單位他們轉介的病人到院了，「隨時隨地都在接電話或用 LINE 聯絡及回覆訊息。」每個人臉上都掛著熊貓眼，因為沒有時間睡覺。

正常情況下，醫院住院出院都是白天走行政程序，很少在晚上甚至半夜辦理住院，但收治新冠確診病患後，「情況千變萬化，」總務室主任江英仁說，那時醫院內部建了一個調度病房床位的群組，「愈晚愈熱鬧。」他說，群組通常上午比較安靜，下午指揮中心記者會公布確診個案數，新北市多少例、臺北市多少例時，群組成員的手機就開始「叮咚、叮咚」響不停，全院開始為收治新病人做準備。

「床位最緊張的那段時間，每次允諾承接其他醫院轉出的病患，我心裡都很忐忑，」趙有誠說：「那時醫院的空床可能只有兩、三張，我如果收了外面的，等一下我們的急診室有救護車載病人來，怎麼辦？」

這波本土疫情爆發以來，最讓醫護人員忐忑的是每天都面對未知，「今天會有多少人確診？」「今天救護車會送多少病患來？」「醫院收得下嗎？」完全沒有答案，每天且戰且走，隨時調整應戰策略。

埋頭收病患，回首才知收治數全國居冠

疫情爆發後，臺北慈濟醫院埋頭不停收治病患，連喘息的時間都沒有，初期有醫院對收治確診病患持比較消極的態度，「五月二十一日，新北市衛生局在多家醫院表示無法再收治病患時，拋出一張統計表格，列出所有責任醫院收治確診病患的人數，我們才發現，臺北慈濟醫院已經收了非常多，病人數遙遙領先。」趙有誠說。或許衛生局拋出的表格發揮了見賢思齊的作用，其他醫院收治人數逐漸多起來。

但即使如此，持續大量增加的確診個案，仍超出醫院收治能力，指揮中

心再宣布一項新措施：開辦「加強版集中檢疫所」收治輕症確診病患，協商責任醫院承接。於是在繁重的醫院收治任務之外，再承接離醫院車程不遠處的加強版集中檢疫所白金花園酒店的醫療照顧工作。

五月二十六日，院內專責病房加上加護病房收治人數破百，來到一百一十一人，從這天起到六月三十日，收治確診病患數都是三位數，最高峰六月八日，醫院加護病房加上專責病房共一百六十七名病人。五月三十一日集檢所開始收治輕症病患，照護量更是大幅增加，「在高峰期，醫院加上集檢所，差不多一天有接近四百個病人要照顧。」趙有誠說。

六月十四日，依衛生局公布的統計資料，臺北慈濟醫院收治病患數為全國第一；而從五月到八月底，臺北慈濟醫院總共收治九百零六個病患，為全國之冠！詹明錦說：「在疫情高峰期，到處都缺病房，但我們竭盡所能開設專責病房及加護病房收治病患，沒有拒絕任何一個病人就醫，收治後也不曾轉出任何病患到其他醫院。」

臺北慈濟醫院以具體行動，實踐了醫院的社會責任。

第二章

戰疫，「醫」不容辭

全院總動員，內科系留守醫院照顧重症病患，外科系支援集檢所照顧輕症者，其他科醫師支援篩檢及施打疫苗。

——副院長徐榮源

我告訴同仁，10B隨時可能變成專責病房，我們要開始備戰！

——專責病房護理長陳美慧

新冠病毒如洪水猛獸襲擊社區，臺北慈濟醫護人員奮勇迎難。在這場看不到盡頭的疫情中，為因應難以估算的確診病患，除了保留必要的門診、住院、手術能量，全數精力都放到收治確診病患上。

「病患人數激增，首當其衝的是空間，也就是病房，」院長趙有誠說，當疫情進入社區，他第一個考量是：「我們有沒有辦法把病人都收進來？」由於新冠病患必須隔離治療，整個醫院也要落實分艙分流，預防院內感染，因此必須以專責病房收治病患。

火速加開病房

臺北慈濟醫院一個星期內新開四個專責病房，連同原本就備妥的10A病房（十樓A區），以五個專責病房收治病患，因為初期指揮中心規定，一個房間內只能收一個病人，所以同時間最大容量為一百三十八人；並於兩個星期內，在內科加護病房建置完成多張微負壓隔離病床，讓加護病房的病床數達到三十三床。

「10Ａ是二〇二〇年就備妥的新冠專責病房。」趙有誠說，二〇二〇年二月，臺北慈濟醫院一名住院病患確診新冠肺炎，院方緊急騰出12Ａ病房收治，之後陸續又收治數名確診個案。

病患全數出院後，考量疫情發展的不確定性，醫院還是得備有專責病房，因此把10Ａ設為常備專責病房，用來收治公部門送來的疑似或確診病患，以及醫院自己在急診或門診發現的疑似或確診病患。疑似病患採檢後若為陰性，轉至一般病房照護，確診就留在10Ａ治療，「因此二〇二一年五月本土疫情大爆發時，10Ａ立即派上用場。」

起初政府規定新冠病患必須一人一室，每間病室無論原本幾床，都只能住一人，10Ａ原本可收五十四名病患，轉為專責病房最多只能收治二十四人。在雙北五月十五日升三級警戒前，10Ａ已收治十多名跟萬華茶藝館有關的確診者，連同其他個案，即將不敷使用。

五月十六日新北確診九十二人，趙有誠明快決斷，火速將12Ａ改為新冠專責病房，剛好銜接10A滿床，當天就開始收治病人。那一日累計收治二十名確診病患，其中四人插管送加護病房。但病人增加的速度實在太快，急診一直送來確診病患，兩個專責病房還是不夠用。五月二十日、二十二日、二十四日陸續開設12B、10B及9A三個專責病房，總共五個專責病房收治確診病患。

「病房是指一個大區域，一個病房有多間病室，依床位數有單人病室、雙人病室、三人病室等。」趙有誠說。

一般民眾以為住院時住的房間叫病房，其實不是，是病室。而每個病房有自己的護理站及護理人員。以臺北慈濟醫院為例，八樓至十五樓都是病房區，每層樓又分A區、B區，像十樓A區簡稱「10A」病房，十樓B區就是「10B」病房。

除了專責病房，臺北慈濟醫院也擴充加護病房容量。內科加護病房主任蘇文麟說，之前市政府模擬規劃床位需求時，院方評估加護病房專責隔離區準備十二張病床應足夠，「沒想到疫情這麼凶悍，」一天總有二到五位要插管的病人需要進加護病房，「加護病房需要有更多床位，才能在短時間內快速把最危險也最需要進加護病房的病患收進來。」

內科加護病房分第一、第二、第三加護病房，總計四十五張床，第一加護病房原本就是收治其他高傳染性疾病（如：肺結核）需隔離治療的重症病患，因此馬上可以收治確診重症需插管的病患。

然而需插管的重症病人增加太快，五月十九日，院方開工改裝內科第二加護病房為專責加護病房，分批施工，五月二十四日增加六床，五月二十八日再增六床，六月四日又增開十二床，總共三十三床，比衛福部要求的各家醫院必須準備二十床還多十三床。

為什麼不能將這四十五床都用來收治確診病患？蘇文麟解釋，雖然疫情爆發後醫院降載醫療量能，停止非必要門診及手術，以全力迎戰新冠肺炎，但還是有原本就在加護病房的其他重症病患無法出院，更有臨時需要住進加護病房患有其他疾病的病人，院方均須保留若干床位，不能統統拿來收治新冠肺炎確診病患。

靈活調度各科醫師

準備病房是硬體大工程，醫護人力的調度則是軟體大工程。

新冠肺炎在分科上屬於胸腔科及感染科，這兩科醫師照顧確診病患責無旁貸。副院長徐榮源表示，原本一個專責病房至少需配置三位醫師，考量人力需求龐大，採一位胸腔科或感染科醫師搭配兩位內科系其他科醫師的做法，包括腸胃科、新陳代謝科、腎臟科、血液腫瘤科、整合醫學科等科。

徐榮源說，每個專責病房有主科醫師坐鎮，支援的醫師會比較安心。當時特別派急重症管理中心主任吳燿光駐守第一個開設的專責病房10A，為的就是「定軍心」。吳燿光說，一開始不太習慣，「因為我原本都照顧重症病人。」沒想到因為加護病房不足，後來重症病患也只能留在專責病房照護，吳燿光大大發揮重症照護的功力，10A病房創下零插管的紀錄。

對於在那段緊張、兵慌馬亂時期支援照顧新冠病患的醫師，趙有誠都非常感謝。他說，戰情緊急，醫護人員在這樣的氛圍中快速上戰場，尤其內科系如新陳代謝科、腸胃科，平常跟感染比較無關，不熟悉防護裝著裝流程，必須從頭學習，但大家都很快上手，每天包得密不透風，揮汗如雨照顧病人。

徐榮源說，慈濟醫院的特色是，有事時，部門主管總是身先士卒、一馬當先進專責病房，比如胸腔內科主任藍胄進、感染科主任彭銘業、血液腫瘤科主任張首義等，起了帶動作用。不過他也指出，不是每位醫師都適合上戰場應戰，意願之外，還必須綜合考量醫師的家庭狀況、心理承受力等，誰可以誰不適合，科主任心裡都有譜，不會強行指派讓同仁為難。

吳燿光是最早進駐專責病房的醫師之一。他看到同僚奮勇進專責病房承擔照護確診病人的工作，也看到住院醫師及正在臺北慈濟醫院接受醫學院畢業後一般醫學訓練（簡稱PGY訓練）的新手醫師勇敢參與這場戰役，病房人力缺乏時更主動站出來值班，「當然他們心裡還是有一點恐慌，所以我們在他們上陣前，會告訴他們怎麼保護自己、照護病人要注意些什麼。」

照顧插管重症病患的加護病房人力需求甚殷。蘇文麟指出，在疫情之前的正常時期，加護病房是一位主治醫師照顧十個病人，但疫情期間，每一床病人都是重症，治療及照護非常花時間，「不要說沒時間吃飯，根本下不了班。」

第一時間就進加護病房照顧病患的藍胄進拍板，加護病房只要床數擴增，每五床就多一位醫師進去支援。後來加護病房總共有藍胄進、蘇文麟、楊美貞、黃奕智、吳智偉等五位胸腔內科醫師投入新冠重症患者照護工作，被同仁稱為加護病房「五虎將」。

由於醫院還有其他非新冠的住院病人需要照顧，而醫院醫療量能因疫情降載，很多科別的醫師工作量減低，院方調派這些醫師支援照顧非新冠的住院病人，包括承擔夜間值班，「那段期間大家相互補位，也承受很大壓力，都很辛苦。」趙有誠說。

隨著臺北慈濟醫院承接收治輕症確診者的加強版集中檢疫所白金花園酒店，以及開立社區篩檢站、新北五個靜思堂辦理新冠疫苗接種作業，需要更多人力，徐榮源表示，「就是全院總動員，我們的做法是，內科系留守醫院照顧重症病患，外科系支援集檢所照顧輕症患者，其他科醫師支援篩檢及施打疫苗，每天兵分九路上戰場抗疫。」

奮勇迎難的護理人員

照顧確診病患的醫護團隊中，需要三班輪值的護理師，人力需求更大。隨著專責病房逐個開立及加護病房擴充容量，護理部迅速整隊盤點人力，確保五個專責病房及加護病房都有足夠護理人力。護理部主任吳秋鳳表示，每個專責病房平均有二十個護理師，輪三班照顧二十三至二十七個確診病人。

五個專責病房中，12A護理長何佩柔同時也是10A的護理長。因為12A的護理師在二〇二〇年已有照顧確診病人的經驗，後來趙有誠以10A做為專責病房收治疑似或確診病人，也都是由12A護理師照顧，所以這兩個病房都歸她負責，照護工作也由12A護理團隊承擔。

「一開始有些護理同仁擔心家人反對，對於是否留在專責病房有點猶豫，我就先讓他們到其他病房服務。」何佩柔說。但五月這波疫情太嚴重，確診個案不斷增加，12A護理人力難以因應兩個專責病房，何佩柔跟院方求援。令她感動的是，得知單位急需人力，疫情爆發之初、調至其他單位的同仁毫不猶豫的選擇歸隊。他們說：「我覺得我應該回去，不然學姊（對資深護理師的稱謂）在裡面那麼忙，我卻在外面，這是很奇怪的事，我要跟學姊一起抗疫。」

甚至還有疫情爆發時剛好育嬰假期滿歸隊的護理師，一恢復上班就表示：「我要回專責病房跟大家一起抗疫。」「去年我照顧過確診病人，今年也不能缺席。」還有請了兩年育嬰假回來上班的護理人員，雖然擔心自己護理技術可能生疏，「可是單位需要我，我就要回來。」

不過兩個專責病房所需護理人力甚多，吳秋鳳公開徵求志願軍，沒想到外科、骨科、泌尿科、耳鼻喉科、腫瘤科、小兒科、心臟科、麻醉等科護理師，都願意到專責病房支援，何佩柔非常感動，也非常感謝。

有照顧新冠病患經驗的12A及10A護理人員抱著「當仁不讓」的責任感上戰場，五月二十二日成為專責病房的10B病房護理團隊，則是首次承擔專責病房，不過10B護理長陳美慧在SARS時曾照顧過病患，而10B又屬於內科病房，因此在本土疫情大爆發後，她就有了10B病房可能被徵調為專責病房的心理準備。

陳美慧在每天的晨會中，花五到十分鐘對護理人員分析疫情發展並預做心理建設，「我告訴同仁，10B隨時可能變成專責病房，我們要開始備戰，而且如果被徵調，準備時間不會太多。」她也不厭其煩提醒同仁做好防護措施，因為10B就算不做專責病房，但同層樓對面的10A已是專責病房，必須小心，絕對不能發生交叉感染。

「一旦被徵召，就要勇於承擔，」陳美慧這樣告訴同仁，不過每個人家庭狀況不同，她告訴大家：「如果家人不能支持，我們也要尊重及接受。」沒想到10B成為專責病房後，大家都奮勇而上，所需的十五名護理師人力都是原團隊成員。

9A是第五個開立的專責病房，原是收治外科手術病患的外科病房。雖然有疫情以來醫院就承擔起收治確診病患的責任，但9A護理長賴昱伶從來沒有想到，自己竟然有帶領9A護理同仁上陣照顧新冠病患的一天。

二〇二一年五月二十一日是她難忘的日子，那天傍晚她正準備下班，吳秋鳳通知開會，會中「主任告訴大家，疫情愈來愈嚴重，醫院將再開兩個專責病房。」那時12A及12B已開立，吳秋鳳宣布接下來要開的是10B跟9A。「我聽到很詫異也很震撼，怎麼會是9A，我們是外科病房欸！」賴昱伶說，心情平復後，她覺得成為專責病房也很好，「因為那時病人住進來，我們都不知道他們有沒有染疫，成為專責病房就知道住進來的都是確診病患，大家就會做好防護，風險反而比照顧不知道有沒有染疫的病人低。」賴昱伶經歷過SARS，了解只要做好防護，新冠肺炎沒那麼可怕。

開完會後，賴昱伶在9A護理團隊的LINE群組發訊息告知同仁這件事，並著手人力安排。她說，護理師有專科性，內外科病人在照護上有所不同。外科病房大多是年輕人和中年人，動完手術觀察幾天就可以出院；內科病房多是慢性病患，通常會住院一段時間。9A護理團隊嫻熟照顧外科病人，突然要接手照顧內科病人——而且還是新冠肺炎確診病人，挑戰很大。

因此在人力調度上，徵詢意願後，留下年資一年以上的護理人員，資歷一年以下的先調到其他一般病房。「那時未滿一年的護理同仁紛紛爭取留下來奮戰，他們說，我們9A是一家人，大家要並肩作戰，我們雖然資歷淺，但阿長（護理長）可以放心。」但考量照顧新冠病患有一定風險，最後還是安排他們先去其他病房服務。

醫護請纓對抗新冠病毒

在這波疫情中，有護理師因家庭或個人因素沒有留在專責病房，但也有其他病房的護理師請纓進專責病房照顧插管病人，護理部副主任滕安娜說：「15A胸腔科病房的護理長陳之頤就是其中之一。」

陳之頤有十多年加護病房照顧病人的經驗，原是內科加護病房副護理長，後來晉升擔任15A護理長。疫情高峰期眼見插管病人太多，加護病房已無床位，有些病人插管後只能留在專責病房照護；但插管病人的照護方式跟一般病人不一樣，不熟悉照護方式的專責病房護理團隊壓力非常大；再加上照顧插管病人需要更多時間及人力，也讓專責病房人力更為吃緊。

「在這樣的時刻，之頤主動表示願意到專責病房照顧插管病人，」滕安娜回想這一幕，仍然非常感動，「之頤說，專責病房現在需要專業照護插管病人的人力，她曾在加護病房多年，可以勝任。」陳之頤請15A副護理長暫代護理長工作，進入12A病房專門照顧插管病人，還主動承擔小夜班的照護工作，以便夜裡插管病人有狀況時能及時因應。

自告奮勇進專責病房的，不只臺北慈濟醫院自己的護理師，還有從南部北上的護理師楊婷伃及陳思安，她們原任職花蓮玉里慈濟醫院，疫情爆發前剛離職回南部老家，知道臺北慈濟醫院收治非常多確診病人，主動與滕安娜聯繫，詢問是否需要人力支援，得到「很需要」的回覆後，兩人在六月七日報到，投入專責病房照顧病人的行列。

「有些時候，在我們承擔一件困難的任務時，你會發現，幫手突然出現在面前！」滕安娜深深覺得，是護理人員的使命感，驅使大家奮不顧身。

對臺北慈濟醫院所有醫護人員來說，投入這場與世紀病毒的戰「疫」，絕對是「醫」不容辭！

第三章

傾全院之力支援前線

大家一定想不到，準備專責病房要用的物品，最困難的是買大型垃圾桶。

——總務室主任江英仁

疫情期間，全院上上下下，每個人都在找事做，每個人都願意為這場戰役注入自己的心力。

——主任祕書喬麗華

照顧新冠病患不僅需要龐大人力，也需要龐大物力。面對確診病患快速增加，臺北慈濟醫院除了調度病房及醫護人力，更傾全院之力支援前線，快速改裝病房、添購所需設施、盡全力備妥防疫物資，讓第一線醫護人員可以全心全力照顧病患，沒有後顧之憂。

工務室靈活應變：普通病房變身專責病房

隨著確診人數大增，臺北慈濟醫院共開立五個專責病房收治病患，加護病房也增加至三十三個病床，以容納爆量的重症病患。然而，新冠病患必須隔離治療照護，要將普通病房變成專責病房，有很多前置作業要準備，包括重新設置病房進出動線、重新調配病室空間，整個病房必須施建隔離防疫設施，這是工務室的任務；備好病室空間後，必須填補照護新冠病患所需儀器物資，這是總務室的工作。

五個專責病房中，10A是二〇二〇年就備妥的專責病房，馬上收治病患不成問題，但12A、12B、10B及9A四個病房，在被徵調成為專責病房前都還有病人。護理團隊從被告知病房將做為專責病房，到開始收治新冠病患，只有一、兩天時間準備，前置作業的流程是：先安排原住院病人搬到其他病房，以一人一室的規格清空病室，多餘病床及置物櫃等都會搬走。

「每間病室只留一張床，是為了控制感染範圍。」護理部主任吳秋鳳表示，因為收治新冠病患後，在原病人移出（病癒解除隔離出院或病重轉加護病房）、新病人入住前，整間病室都要大消毒，如果病室內的設備完全保持原狀，就必須花更多時間清潔消毒。

整備病室工程浩大，當時企劃室、教學部、醫療品質中心的同仁都立刻放下工作，主動到病房協助護理師把用不到的病床及櫃子等物品，搬到其他樓層收置，讓她非常感謝。

挪走病室用不到的物品後，換工務室上場。

工務室主任楊明崇表示，收治確診病患最重要的事是預防感染，醫院感染管制中心重新規劃專責病房出入動線，工務室人員以簡易隔板區分範圍做出通道，將病房區與護理站隔開。但還不夠，病患一人一室，醫護進入必須全副武裝，不可能二十四小時待在病室內，因此每間病室都要加裝高顯像監視器——功能不只讓護理站透過螢幕了解病患在病室的動態，監控設備還連接生理監視器，以便護理站人員隨時掌握病人生命徵象，觀察病情變化。

「我們裝的高顯像鏡頭，可以拉近到看見病患臉部表情，也可以推遠到看整間病室的環境，還可以鎖定放大看生理監視器上病人心跳、血壓的數字，功能強大。」楊明崇說。

但這一波疫情確診人數增加迅速，指揮中心一直滾動式調整政策，原本要求確診病患一人一室，後來為了擴充醫院收治量能，放寬同住家人可兩人一室，總務室主任江英仁形容：「就像在拼圖，護理部、工務室、總務室、其他行政部門同仁，大家快速再把原本推走的病床及櫃子推回病室，該拉的管線趕快拉、該安裝的設施趕快安裝、該置放的物品迅速就定位，病室布置大致就緒，護理師就趕緊拿起清潔工具打掃病室，為的是能夠趕快讓病人進來，得到需要的醫療照護。」

工務室也為有特殊需求的病患「客製化」專屬醫療設備，當時外院轉入一名需洗腎的重症病人，「我們趕快在他的病室安裝移動式洗腎機，以及專用的水電管線。」楊明崇說。

慈濟志工挺身而出：病床改成微負壓小房間

加護病房的施工是另一種複雜。楊明崇解釋，加護病房的床位只是獨立的一床一床，病床與病床之間有隔板，但病床與走道之間沒有門，不是獨立的隔間，必須先安裝電動鋁門，再布建排吸氣管線，每張病床才能成為獨立的「微負壓」小房間，電動鋁門用腳踩踏開關，不必用手，每間微負壓小房間內也加裝洗手檯，種種細節考慮的都是降低感染風險。

疫情嚴峻，不僅施工所需物料價格上漲又難買，工人更難尋，大家都不願冒險到醫院施工。此時慈濟的優勢就顯現出來——慈濟慈誠委員林青華恰好從事鋁窗行業，他和女兒率領自己的工班進醫院施工，考量加護病房已有病人，只能採分區施工方式，以四至六天完成六床的進度，在兩週內完工。內科加護病房主任蘇文麟表示，那時樓上專責病房及急診室一直有確診病患在等床，「微負壓病床幾乎一做好馬上就滿。」

疫情期間工務室如同救火隊，除了改造專責病房及加護病房，哪邊有需要就往哪邊跑，大雨時趕緊為急診的戶外篩檢站加搭帳篷避免病人淋雨、為社區篩檢站增設空調及照明、建置免入院視訊門診及「得來速」掛號批價領藥窗口等工程。

總務室有求必應：備妥物資與防疫裝備

狂買大垃圾桶

幕後忙碌不堪的單位還有總務室，「我們最重要的工作就是備妥各項物資。」江英仁說，物資包括專責病房每間病室需要的物品，以及全醫院的防護裝備。

以病室來說，病患自行準備個人物品，總務則添置公用物品，比如吹風機，原本吹風機是放在護理站，住院病患或家屬需要時到護理站借用。但新冠病患住進隔離病室後就不能離開，因此每間病室都必須準備一支吹風機，「為防有吹風機故障，每個專責病房都準備三十支吹風機。」隨著專責病房陸續開立，總務室陸續購置了一百多支吹風機。

「大家一定想不到，最困難的是買容量八十公升的大垃圾桶。」江英仁說。當時一間病室需要兩個大垃圾桶，一個丟醫護人員進出穿著的拋棄式隔離裝備，一個裝醫護為病人換下來的病人服、床單、枕頭套等需要清洗消毒的布製品。

江英仁記憶猶新，一個星期六早上，他接到要再加開兩個專責病房的指令，當天就要把病房原有住院病人移到其他病房，星期一開始收治新冠病患，「一個專責病房要預備五十個大垃圾桶，兩個專責病房就要一百個。那個週末，總務室所有人最重要的任務，就是到大賣場買尺寸最大的垃圾桶。因為一般人不會買那麼大的垃圾桶，商場的人還以為我們是環保局人員。」

南來北往調集防護五寶

抗疫最重要的防護裝備，就是從頭包到腳的髮帽、口罩、面罩、手套、隔離衣，稱為「防護五寶」。

二〇二〇年臺北慈濟醫院共收治新冠病患十七人，由於不是同時間收治，開設一個專責病房足敷使用，而且多是輕症，照護負擔不大，醫護人員不須頻繁進出，防護五寶使用量不多。但二〇二一年五、六月疫情高峰期，五個專責病房及加護病房幾乎都是滿床狀態，醫護人員使用防護裝備的數量暴增，「像防水隔離衣，原本醫院一個星期大概使用一百件左右，但疫情暴起，一個星期光加護病房就用掉三千件防水隔離衣。」江英仁說。

雖然指揮中心通知將發放包括防水隔離衣、兔寶寶裝（連身防護衣）、N95口罩等物資給醫院，但到貨時間無法確定，「醫院雖有庫存，但消耗太快，不能只出不進，所以從隔離衣、面罩、口罩、鞋套……我們要想盡辦法備齊物資。」江英仁表示，那時總務人員忙著聯繫各方，只要有貨，馬上約時間去載。雙北升三級警戒後，很多貨運公司拒絕送貨到醫院，「還好我們可愛的駕駛同仁組成一個車隊，南來北返載運物資回醫院。」

那時因疫情，醫院醫療量能降載，平常接送病患往返醫院與大坪林捷運站的接駁大巴士停駛，包括大巴士以及九人座公務車都拿來當貨車，最遠曾至臺中鞋套廠的廠房載一千雙鞋套，接著轉往南投載運放置氧氣筒的推車，這是為臺北慈濟醫院進駐加強版集中檢疫所白金花園酒店準備的。有了推車，將氧氣筒固定在上面，給病人使用時才不會東倒西歪。物資載回醫院，「司機同仁又載貨又卸貨，非常辛苦。」江英仁說。

醫療儀器也包防護膜

新冠病患須隔離治療，因此每間病室都必須有一臺監測病人血壓、心跳、呼吸等生命徵象的生理監視器連接病人身上。醫院除了加護病房是一床一臺，其他單位都只有一、兩臺，「我們一個星期開五個專責病房，根本來不及買。」江英仁說，除了緊急聯絡廠商調貨，也向院內因醫療降載，暫時不需使用生理監視器的單位如健檢中心調用。

另一方面，總務室醫療工程組人員也把已汰舊的生理監視器拿出來檢修，因每臺儀器故障地方不同，有的換過零件或許就能使用，就這樣「拆東牆補西牆」，修好了一部分生理監視器，經檢測功能正常，趕緊送進專責病房應急。用來消毒病房的紫外線消毒燈，也用同樣方法修好了好多個。

除了固定放在每間病室的生理監視器，有些儀器如超音波、X光，則視情況推進病室為病人做檢查，「進專責病房前，醫護人員穿防護衣，儀器也要包防護膜。」

江英仁說，儀器進進出出，如果沒有消毒乾淨，病毒有擴散之虞，因此也會一一為醫療儀器包上防護膜。但這工作很不簡單，「不是包起來就好，防護膜是特別挑選的材質，『合身』之外，還要維持儀器功能如常，比如不能影響超音波探頭的穿透力，軌跡球也必須能滑動如常，每個細節都要注意，醫師、護理師操作儀器時才不會覺得卡卡的，又能確保檢查的準確性。」那時臺北慈濟醫院至少有五十臺醫療儀器做了這樣的包覆，只要進出病房一次，就要重新包覆。

創意清消效率奇佳

維持醫院乾淨清潔也是總務的工作。醫院清潔工作為外包，疫情期間總務室為清潔人員施以防疫教育訓練，重新劃分工作區域及工作內容，其中「尾隨清消」是重要任務，只要有確診病人入院或急診／門診發現疑似病患，就由保全人員管制行進路線，以專用電梯將病患送到專責病房時，清潔人員「尾隨清消」，跟在隊伍後頭沿路大消毒，一次來回需半個小時以上。病人數量多的時候，一天達到二十五次，幾乎不到一小時即必須做一次尾隨清消，耗費大量人力、物力跟時間。

如果門診通報有疑似病患或快篩證實為陽性的門診病患，總務室也立即出動「快消部隊」，依該病患進入醫院後的足跡，對大廳、藥局、批價櫃臺，甚至行經病房的工作區進行大清消。

疫情期間由於整個醫院分艙分流，清潔人員只能在自己的區域工作，不能互相支援。但醫院空間大，清潔消毒維護是很大的挑戰，清潔公司雖然一天兩次全面以漂白水清消，仍恐有不足，因此總務室人員在上午門診跟下午門診之間的空檔，對公共區域如候診區進行清消工作。

「一開始，同仁防護裝備穿好，我們一人發一瓶酒精、一條抹布，分配好工作區域，大家就分頭上工。」江英仁說。但這種方式效率不好，有一天他在一樓大廳看到總務室人員吳卓翳背著一臺機器在消毒，好奇上前詢問，原來吳卓翳家裡務農，想到可以用背負式的農藥噴霧器來做消毒工作，他自己花錢購買噴霧器，裝上稀釋的漂白水，即可大面積噴灑消毒，節省不少時間。

「他在前面噴噴噴灑灑灑，大家在後面再擦過一次，哇，效率大大提高！」江英仁說。總務室趕快採購四組背負式噴霧器，成為清消神器。那段時間，還有很多其他行政部門人員主動投入全院環境清消工作，公傳室主任潘韋翰笑說：「醫院裡面絕對比外面很多地方都乾淨。」

行政部門是堅實的後盾

「疫情期間，全院上上下下，每個人都在找事做，即使不是醫護，也希望自己能夠做點什麼事情，所有人都願意為這場戰役投注心力。」主任祕書喬麗華說。投入全院清潔消毒工作是一例，協助製作防疫面罩又是一例。

「不只醫護需要防疫面罩，跟民眾面對面接觸的櫃臺同仁也很需要面罩。」江英仁說。當時全院一天面罩使用量超過兩千四百個，採購緩不濟急。與感控中心討論後，購買投影片、鬆緊帶、海綿條，全院人員有空就上「生產線」協助製作防疫面罩，前後有五百人次參與，製作了三萬五千片以上的防疫面罩。

臺北慈濟醫院後來承擔社區篩檢站及社區疫苗施打，行政部門也發揮最大量能，協助醫院圓滿完成任務。

第四章

不放棄任何一個病人

很多病患病程變化很快，可能早上還在滑手機，下午就隱形缺氧，很快進展到重症需要插管，我們必須跟時間賽跑！

——專責病房護理長何佩柔

疫情最嚴峻那些天，加護病房就像重災區，簡直跟戰場一模一樣。

——內科加護病房主任蘇文麟

二〇二一年這波本土疫情，由於病毒株已不是最初的武漢病毒株，而是傳染力更強、重症率更高的英國變種株 Alpha，對臺灣醫療體系來說，是過去未曾遭逢的大型戰役。

「在這場艱困的戰疫中，我們除了遵循指揮中心發布的治療指引之外，也不斷從個案的治療當中吸取經驗，針對棘手的個案討論治療方法，用盡一切辦法醫治搶救，」院長趙有誠堅定的說：「臺北慈濟醫院不放棄任何一個病人。」

不一樣的戰場

二〇二〇年全年，臺北慈濟醫院共收治十七名確診病患，二〇二一年僅五月至八月三個月時間，收治確診病患人數為九百零六人，不僅病患人數暴增五十三倍，病患的病情、病程也完全是兩碼事。

專責病房10A暨12A護理長何佩柔說，二〇二〇年收治的病人以境外移入的留學生居多，他們年輕、身體狀況好，通常都是輕症或無症狀感染，回復力也強，照顧期不長。二〇二一年這波本土疫情，確診病人來自社區感染，以中老年人居多，又多有屬於不同科別的慢性疾病，病程變化很快，治療照護時間拉得很長。

急重症管理中心主任吳燿光說，二〇二〇年的確診病患，從被送進醫院到解除隔離出院回家，醫護只要三不五時去探視問候即可，「感覺他們就像在醫院做居家隔離，去看他們時，他們總拿著手機在打遊戲。」但是二〇二一年的病人有很多各式各樣的突發狀況，除了合併多種慢性疾病而提升了治療及照護難度，有的病患還因病毒合併電解質不平衡，出現嚴重的譫妄現象，在病室裡整天大吼大叫，「每一個病患都需要高度關注，跟前一年的情況完全不同。」

這是完全不一樣的戰場，醫界首度與 Alpha 變種病毒交手，治療上必須臨機應變、見招拆招、且戰且走。隨著病患急遽增加，醫護人員以前期治療及照護經驗，研判病患病程進展，超前部署醫療處置。

超前部署，跟時間賽跑

內科加護病房主任蘇文麟說，肥胖是新冠肺炎的危險因子，體重過重的人，多半有糖尿病、高血壓、高血脂等慢性病；有抽菸習慣的人常有慢性阻塞性肺病的毛病。這些人染疫後病情普遍比較嚴重，容易演變成重症，「大家共同經歷過前期病人照護，知道這次病人的進展快惡化快，平均來看，很多病人在第七天需要插管，也知道有隱形缺氧的情況，我們就更有警覺性。」

「很多病患可能早上還在滑手機或在房內走走活動，下午就出現隱形缺氧的徵兆，血氧濃度一直往下掉，很快就進展到重症需要插管。」何佩柔說，因此護理人員一刻都不敢放鬆，隨時緊盯監視器螢幕，一旦病人有異狀，就要趕快處理。

病人病情變化快速，醫療團隊必須跟病情變化的速度比快，以便提早因應。10B護理長陳美慧從這波疫情爆發前期收治病患的照護經驗及病情變化，歸納出若干通則，列出病人病情惡化的參考指標，殷殷叮囑護理團隊成員，一旦發現病人出現哪些症狀及反應，務必立即通報，「醫療團隊一定要把握時間，在病人病情變化之前研判病情可能發展，討論治療對策，避免病情走到必須插管的地步。」

以隱形缺氧來說，血氧濃度無法直接看出來，但可從病人身體變化來判斷。原本講話無異狀的病人，如果講話開始喘、呼吸急促，「這就是警訊，血氧濃度可能要往下掉了。」一旦發現病患病情可能生變，就要立即聯絡主治醫師進行必要醫療處置，為病患照X光或調整用藥，「主治醫師每天都被我盧到不行，」陳美慧說，用藥後觀察病人對藥物的吸收效果，快還是慢？有沒有控制住症狀？「症狀如果壓不下來，下一步可能就要插管。」

「插管是大工程，一旦病情惡化到必須插管，也需要提早準備。」陳美慧說，疫情之初，插管病人還能轉入加護病房照護，但加護病房滿床後，病人只能留在專責病房插管及進行後續照護。病患如果意識清醒，插管要徵求其同意，通常聽到插管，病人會嚇到，醫病之間需要討論及溝通，清楚告知病人為什麼需要插管、插管的利弊，同時也要給病人思考時間。

「無論病人最後怎麼決定，這時都要趕快為插管做準備。」陳美慧說，插管需要評估什麼時段插管醫護人力最足夠，而且插管需要多部門溝通，聯絡麻醉科、呼吸治療師、調度護理人力等，還要準備物料、環境布置，「趕快把局布好，萬一病人真的要插管，可以縮短聯絡及準備時間。」

插管病人照護負擔大

專責病房有插管病人，加護病房更滿滿是插管重症病人。「二〇二〇年全年收治的十七個確診病患，只有一個需要插管，沒想到今年需要插管的病人大增。」蘇文麟說，在這一波本土疫情中，隨著疫情日益嚴峻，插管病人也大增，五月十四日第一個插管病患轉入加護病房，彷彿旋開水閘開關，大水直瀉而下，關都關不住，五月下旬確診人數動輒三、四百人那段期間，「每天大約有二至五個需要插管的病人轉進加護病房。」需插管病人的人數在五月二十七日創下最高紀錄。

蘇文麟記得非常清楚，那天指揮中心公布本土病例四百零一例，另校正回歸兩百六十六例，確診人數驚人，「那天需插管的病人同樣也多得驚人，樓上專責病房有十個病患插管後等著轉進加護病房；另外，醫院還承接兩個外院的重症病患，也等著插管進加護病房。」

加護病房收治的插管病患人數直線上升，很快破二位數，而且還不斷增加，六月四日加護病房病患數還維持在二十一人，六月五日暴增至三十人，從六月五日至十五日，連續十一天，加護病房病患人數在三十人上下徘徊，「加護病房就像重災區，簡直跟戰場一樣。」

加護病房滿載後，樓上專責病房也忙得不可開交，陳美慧的疫情記事本中，六月初某天深夜，值班醫師到10B為病人插管時，提到當天他已為四個病人插管，而十二樓還有三個病人等待插管。

五月到八月，臺北慈濟醫院收治的病患，全院共有六十五人插管，依據經驗，病人插管後如果能在一星期內拔管，存活幾乎沒問題，插管時間愈久對病人愈不利，「插管到第十四天，病人有比較高的風險——病情走下坡，因為肺部會纖維化，加上使用鎮靜劑、止痛藥，病患肌肉無力，更容易造成細菌感染。」蘇文麟說，插管時間久，拔管機率就愈小，甚至最後病人還需要氣切，因此病人插管後的治療照護非常重要。

「病人插管後的照顧更複雜、更辛苦。」蘇文麟說，比如病患會因不舒服而掙扎著想拔掉管子，而且插管後，痰不容易咳出來，必須為病人抽痰；為避免抽痰造成病毒擴散，用的是「密閉式抽痰法」，操作難度高，因為抽痰有一定風險，病毒可能隨著氣溶膠跑出來，「醫師應身先士卒。」以往抽痰屬於護理師工作範疇，但新冠肺炎的特殊性及造成的恐懼感，讓蘇文麟認為醫師應帶頭為病人抽痰，因此加護病房內常見醫護一起為病患抽痰的場景。

此外，病人的例行照護工作如灌食、翻身、拍背、擦澡，也都是不能省的工作，因而護理人員工作負擔非常重。

內科加護病房護理師楊佩儒表示，原本加護病房是兩個護理師一組照顧病人，但疫情那段時間病人太多了，護理師幾乎只能單兵作戰，一個護理師負責照顧二至三個病人，「餵藥、給點滴、幫病患翻身、拍背、抽痰、灌食牛奶，甚至換床單，全部都一個人來。」因為穿著全套防護裝，「所以瘋狂流汗，好像待在三溫暖的蒸氣室裡。」當工作服濕到不行，她常要利用休息時間出去更換工作服，然後重新穿上防護裝進加護病房，「但沒多久工作服馬上又全部濕透。」她無奈的說。

「病人小小的進步都讓我們開心很久，」蘇文麟說，尤其病人可以拔管時，醫護人員更是開心不已，因為拔管表示病情進步，脫離險境，「拔管大隊」成員即使有防護面罩及口罩等防護裝備重重遮掩，仍看得出眉眼之間的雀躍，「照顧重症病人很辛苦，但也很值得。」

制敵武器推陳出新

隨著國際不斷有關於 Alpha 變異株發病症狀及治療方式的新資訊出來，指揮中心陸續公布急救責任醫院可使用瑞德西韋及單株抗體治療新冠病患。對造成病情快速惡化的大惡魔「隱形缺氧」，醫界也很快發現有效的「制敵武器」，一是被稱為「救命神器」的「高流量氧氣鼻導管治療」（HFNC，即藝人賈永婕募款贈送多家醫院而有名的「救命神器」），另一個則是「俯臥治療」，兩者並用，對增加重症病患的血氧濃度非常有幫助。

HFNC有儀器可使用，但「俯臥治療」是完完全全仰賴人力的「手工業」，每一次為病人翻身都是極耗費人力及體力的大工程。

「『俯臥治療』就是讓病人趴著，藉姿勢的改變，幫助患者增加肺部的氧合能力，病人趴睡後，血氧濃度可以上升到九十八，這樣呼吸器氧氣的流量可以往下調。」蘇文麟說。俯臥治療的重點在於為病患翻身，讓病人趴臥病床上，但病患身上都接有醫療儀器或打點滴的管線，為病人做「俯臥式擺位」並不是一般想像中把病人「翻過去」就好，必須小心翼翼，留意管線有沒有卡到、病人的手會不會折到。

然而當時收治的確診病患中，不乏四、五十歲，體重破百公斤的重量級病人，為他們翻身成為艱巨大工程，往往要五、六個醫護人員分別在病床左右兩邊就定位，同心協力才能完成，胸腔內科主任藍冑進形容這是由「超人團隊」執行的「超人姿勢」。

「為病人翻身非常消耗體力，每完成一次翻身，我們的體重都會減輕一些，因為流很多汗！」蘇文麟說。「還好我們有神隊友跟神器。」神隊友就是加護病房督導陳依萱、護理長黃如婕帶領的重症護理師團隊，大家在一次次為病人翻身中建立默契；神器就是病人俯臥時，墊在臉部及身下的矽膠軟墊，讓病人趴睡的時候也能覺得舒服，同時保護病人臉部，避免產生壓瘡。

「病人體重過重時，翻身這件事情就變得超級困難，大家要很配合，一個口令、一個動作，不過翻好後就會覺得『耶！完成了一件大事！』」護理師梁怡婧說，可是有時病人翻身後狀況變壞，「一群人就又趕快衝進去，把病人翻回來。」

護理部主任吳秋鳳表示，五月中旬疫情爆發後，醫院常規營運降載，暫停沒有急迫性的醫療服務，開刀房因有多數手術延後，就有多餘人力可調派，「當時開刀房強壯有力的男護理師，就去支援俯臥治療的翻身人力，幫了大忙。」

從死神手裡搶回病人

二〇二〇年新冠疫情蔓延全球時，義大利因為醫療體系崩潰，曾做出放棄高齡病患、集中醫療資源搶救年輕病患的痛苦決定。而臺灣這波本土疫情，確診以中高齡族群為多，「院長一再告訴我們，不放棄任何一個病人，尤其是長輩。」蘇文麟說，高齡多有共病，病情容易惡化，搶救長者的確棘手。但臺北慈濟醫院收治的確診病患中，病情最凶險、治療最困難的沒有出現在高齡族群中，而是一個四十九歲、相對年輕的病患阿銘。

阿銘是從其他醫院轉入的病人，入院時病情已十分凶險，在臺北慈濟醫院住院五十六天，數度在生死邊緣徘徊。醫療團隊想盡辦法、用盡資源救治，總計他插管三十六天、使用葉克膜一個月，其他治療方法包括肺泡再擴張術、支氣管鏡、兩次全身血液透析。蘇文麟形容阿銘：「多次搶救、歷劫重生，是從死神手上搶回來的病人。」

阿銘病情起伏大，跟體重過重很有關係。身高一百六十八公分，體重一百三十四公斤的他，幾年前為了照顧需洗腎的媽媽而辭去工作，二〇二一年五月媽媽洗腎時接觸病友染疫入住其他醫院，阿銘自願陪同無法自理的媽媽住院，直到媽媽病情轉危送入加護病房，他才因無法繼續陪伴回家居家隔離。沒想到五月底他也確診，收治他的醫院在他入院後，才發現他有糖尿病、高血壓、高血脂，住院九天後呼吸急促、血氧下降，六月七日轉入臺北慈濟醫院專責病房，三天後因死亡率將近百分之六十的「急性呼吸窘迫症」，插管轉入加護病房。

阿銘病危時，他的姊姊說，弟弟為了照顧媽媽沒有結婚，更因而染疫，病倒了還擔心媽媽狀況，拜託醫師一定要救回弟弟。但阿銘插管後氧氣還是進不去，嘴唇發黑命在旦夕，醫療團隊出動葉克膜為他續命，血氧濃度仍只有百分之八十。

「血氧濃度必須要在九十以上，病人才不會衰竭。」蘇文麟和呼吸治療團隊為阿銘施以「肺泡再擴張術」。「肺泡再擴張術是把呼吸器的壓力設定開到極大化，讓已經萎縮的肺泡張開，但因為呼吸器的壓力很高，進行時肺部有破掉的風險，還好幸運完成。」接受肺泡再擴張術後，阿銘的血氧從八十竄升到九十八。

但這樣就過關了嗎？還沒！兩天後，阿銘左肺由白轉黑，表示肺功能趨於正常，但右肺仍然白白一大塊，檢查發現是痰液卡在支氣管裡面，造成肺部無法換氣。醫療團隊冒著病毒隨氣溶膠擴散的風險，穿上防護衣為阿銘做支氣管鏡，「痰抽掉後，肺部就張開了。」蘇文麟說。

但治療的挑戰還沒結束，接著阿銘發生敗血性休克，必須做俗稱「洗血」的血液透析來清除血中毒素，洗血後阿銘仍反覆細菌感染，醫療團隊研究認為，問題出在使用葉克膜形成恆溫環境，讓細菌有機可乘，於是尋求適當時機移除葉克膜，配合逐步調整呼吸器氧氣濃度及用藥，阿銘病情終於穩定下來。

七月十六日阿銘終於拔管，「大家非常振奮、非常開心。」在加護病房一個半月的時間，阿銘意識混沌，清醒過來後，詫異為什麼醫護人員都來看他，還跟他拍大合照。蘇文麟告訴他，「因為你醒過來了，讓你認識一下這段時間每天在你身邊照顧你的人！」直到轉出加護病房，阿銘才從姊姊口中得知，把他救回來有多麼不容易。

但清醒意味必須面對現實，蘇文麟斟酌時機告訴阿銘，媽媽已在六月二十八日病逝於收治她的醫院，同時也告訴他：「下半輩子你應該為自己而活，媽媽在天上也會看著你。」

蘇文麟說，阿銘媽媽病逝時，姊姊拜託醫師不要告訴弟弟，怕弟弟因此失去活下去的動力，姊姊哭著說：「我們失去了媽媽，真的沒有辦法再失去弟弟。」

當時蘇文麟原本要跟姊姊解釋阿銘的病情，告知「阿銘的情況也不太好」，但姊姊這番話，讓他把原本要說的話吞下肚，還反過來說一些讓姊姊放心的話，「還好搶救阿銘成功，沒有留下遺憾。」

而為阿銘治療敗血症洗血的醫材，吸附「內毒素」的「血液透析膜」為自費醫材，洗血兩次材料費三十六萬元，趙有誠特別叮囑醫療團隊不要問家屬，直接使用，費用由院方自行吸收，至今病人及家屬都不知道。

視病如親

「這波疫情危險，但令人感動的是，我們醫護同仁不但願意承擔治療照護的責任，而且做得更多！」趙有誠說。很多護理師在繁重的照護工作之餘，還努力抽出時間為臥床不能自理的病患餵飯、更換尿布、扶持如廁、洗頭沐浴，維持他們身體清潔。如楊佩儒自己花錢買乾洗慕斯為加護病房的病人擦澡；藍胄進在醫療團隊為病患施行俯臥治療之初，也自費購買矽膠軟墊讓病人趴臥時覺得舒適。而蘇文麟想買飲料慰勞醫療團隊，同仁提議將錢省下來，用以購買病人俯臥治療時避免呼吸管滑脫的固定器。

甚至蘇文麟為了讓病患能趕快用瑞德西韋這個新的治療藥物，在院方向指揮中心申請用藥核准後，即使已經疲憊不堪，仍自己開車去領藥。他默默去領藥一段時間後院方才知道，馬上把領藥工作交由藥局同仁負責。

「二〇二〇年我們唯一的重症病患沒有機會用到瑞德西韋，一直是我心中一個結，」蘇文麟說，重點不在瑞德西韋有沒有效，而是那時國內沒藥，病人連嘗試的機會都沒有，「如果有藥，是不是就能救回來？」這個問題一直縈繞在蘇文麟心裡，因此二〇二一年這波本土疫情大爆發後，他極力為重症病患爭取用藥機會，每天只要醫院感管中心通知他用藥申請已核可，就算在加護病房忙完已晚上七、八點，他仍然開車趕去疾管署北區管制中心領藥回醫院，把藥送到加護病房，請值班醫師幫忙開處方，盡快給病人打上去（瑞德西韋為注射型藥物），他才安心下班回家。

臺北慈濟醫院所有醫護人員無不抱著「能嘗試的方法都要嘗試」、「能多做什麼嗎？」的想法，竭盡心力，只為一個目標：救回病人！

第二部

穿透隔離的愛與關懷

疫情之下的醫療是另一種截然不同的光景，為嚴防病毒傳播擴散，確診病患須隔離，醫護進入病房要全副武裝——全套防護裝備從頭包到腳，有如太空人。然而，隔離病房的牆與門、醫護身上層層防護裝備，都阻絕不了臺北慈濟醫護人員對病患的愛與關懷，各種肢體語言及暖人心扉的文字，無不是陪伴、無不是關心、無不是愛。

與世永別是醫院常態，但疫情之下，為至親送終卻成奢望。無法陪伴病重家人離世，為生者帶來無盡哀傷，更在心中留下巨大傷痛。醫護以愛陪伴重症病人走到生命盡頭，也以愛膚慰生者。所幸新生命的來臨，衝破死亡黑幕帶來希望。

疫浪中現真情，疫海中見大愛。

第五章

別怕，我們陪著你

照顧被隔離的病人，讓他們覺得自己不孤獨很重要。所以我們的醫護同仁不但照顧病患的身，也照顧他們的心。

——院長趙有誠

呼吸照護中心團隊以拔掉患者吸呼器為目標，每天陪伴曹先生進行脫離呼吸器的訓練，在團隊鼓勵下，曹先生高度配合，終於拿掉呼吸器。

——胸腔內科主任藍冑進

新冠肺炎和其他疾病最大的不同是，病患必須隔離治療，原本規定一人一室，後來病患太多，指揮中心開放家人可以兩人同室，然而多數病人在住院期間，都是孤單一人待在閉鎖的病室內。這種「被關起來」的寂寞，加上對自己病情的擔憂與恐懼，讓病患惶然不安，有人甚至晚上不敢闔眼，深怕一睡不醒。

「所以，我們的醫護同仁不但照顧病患的身，也照顧他們的心。」院長趙有誠說，除了進入病室時對病患問好關懷、加油打氣，臺北慈濟醫護人員還想方設法，發揮創意陪伴病患，讓愛與關懷，穿透隔離病房。

有溫度的文字

正常時期住普通病房，有家屬或看護陪病，醫師護理師隨時可進病室了解病人狀況，病人有任何問題或需求也可以隨時找護理人員協助。但疫情期間，病人需隔離治療，不僅沒有人陪著住院，在人力及防疫雙重考量下，醫護人員也不可能長待病室內，甚至醫護人員總是身著隔離衣，戴著口罩與防護面罩，面容難以辨識，對病患而言，孤寂感越發嚴重。

「所以照顧被隔離的病人，讓他們覺得自己不孤獨很重要。」趙有誠說。為確保聯繫管道暢通，及時回應病患需求，當確診患者一入住專責病房，就請他們加入護理站的 LINE 群組，也歡迎家屬加入，方便醫病雙方及時聯繫與溝通，病人也可以用病室裡的對講機與護理人員聯絡。

「二〇二〇年開專責病房收治確診病人時，資訊室和人文室主任鄭翔文即幫忙建立專責病房 LINE 官方帳號，成員包括主治醫師、護理師、營養師和社工師，二〇二一年五個專責病房都比照辦理。」趙有誠說，有時病人訊息太多，護理師會統整好問題，再請團隊成員協助回答。此外，醫護團隊也用文字的力量，傳遞對病患的關懷、降低他們的不安及孤單。

除了用 LINE 噓寒問暖，護理人員也善用所有可以傳遞正能量的物品為病患加油打氣，比如定時送新口罩給病人替換時，在口罩密封袋上留言給每個病人：「你可以的，我們為你加油！」「WE STAY WITH YOU」。給學齡的小病人還貼心用注音符號寫；也有護理師寫上靜思語「心開運就通」、「有心就有福，有願就有力」。防護衣背面也能充當「白板」，護理人員將對病患的問候、關懷之語寫在背上。疫情之下醫護人員雖然全副武裝，透過這個舉動，對病人的關切仍表達無遺。

全心照護每一個病人

由於家屬不能陪病，護理人員工作量大增，除了例行的醫療護理工作，護理師還「包山包海」，餵藥、餵飯、翻身、換尿布、協助行動不便的病患上廁所、洗頭、沐浴等生活照護，無微不至照顧每一個病人。

「這次我們收治最年長的病患高齡九十七歲，還好最後康復出院，」提到這件事，趙有誠露出欣慰的笑容：「病人中太多老人家了，那時很擔心啊。」

九十七歲的尤阿嬤因家人確診而被傳染，推估是孫女上菜市場買菜染疫再傳給家人，全家包括阿嬤、阿公、小兒子、孫女都被送到集檢所，但陸續因血氧濃度太低轉臺北慈濟醫院治療。家人陸續解除隔離出院，恢復比較慢的阿嬤必須繼續留院，孫女因自責「害」阿嬤生病，自願留院陪伴阿嬤。

護理師把阿嬤當成自家長輩，進入病室照護時，陪阿嬤聊天、帶阿嬤做復健運動，孫女也把握機會向護理師請教照護技巧，阿嬤恢復愈來愈好，終於達到解隔標準，歡歡喜喜回家去。

另一名九十五歲輕微失智的劉奶奶，住院一段時間之後也終於可以回家了。當護理師告知劉奶奶可以出院時，劉奶奶整個人呆住，原來她以為「可以回家」的意思是她要死掉了，這番話讓醫護都忍不住笑了出來，覺得劉奶奶太可愛了。

顧老也顧小！這波新冠肺炎病患雖以中高齡為主，但也有小朋友因家庭群聚感染，隨家人住進專責病房。沒有玩伴、活動範圍又局限病室內，小朋友可說度日如年，因此年輕護理師自告奮勇扮演「大姊姊」的角色，使出渾身解數，讓小病人重展笑顏。

五歲的綺綺一家六口都染疫，分送不同醫院。綺綺與媽媽收治於臺北慈濟醫院，母女同住一間病室。媽媽症狀較輕，被隔離也忙於用筆電遠距上班處理公事，懂事的綺綺不吵也不鬧，但大眼睛流露出寂寞，一臉悶悶不樂。護理師心疼綺綺，買娃娃送她、陪她畫畫，還買漂亮髮飾幫她綁頭髮，每天換造型。

綺綺有腹痛症狀，可能是一直躺著沒有活動，影響腸胃蠕動，腹痛未能改善。為了鼓勵綺綺下床活動，護理師跟她約定，下床走或跑二十圈，「姊姊就做蛋糕來給你吃。」綺綺達成目標後，護理師真的利用休假做美味的小蛋糕，帶到病房給綺綺享用。

護理師還發揮創意就地取材資源回收做玩具，像是用空寶特瓶裝水、將紙餐袋揉成球或捲成細長條做成套環，陪綺綺打保齡球、套圈圈。綺綺每天都期待護理師姊姊開門進來，甚至搬椅子坐在門口等，還畫卡片送給陪她玩、為她做蛋糕的姊姊。

由於醫院只供應素食餐點，為了讓綺綺愛上素食，營養師和護理團隊合作，餐點多樣化還精心擺盤，並附上寫了祝福語的小卡片，讓綺綺笑咪咪把營養師的愛心吃下肚。媽媽把餐點拍照分享給其他家人看，大家都很羨慕。

媽媽在 LINE 上跟護理人員說：「謝謝你們，每天都有驚喜！」這段意外的住院旅程，成為母女難忘的經歷。

母子分隔不同醫院與病毒奮戰

在這波疫情中，跟綺綺家一樣的家庭不少：家庭群聚感染，大家被分送不同醫院救治，因此發生家人「失聯」的情況。

五月二十五日，臺北慈濟醫院接到衛生局訊息，表示警方正協助周先生尋找失聯的媽媽。周先生只知道媽媽前一天由防疫專車載走，但不知道送去哪家醫院。公傳室主任潘韋翰詢問各專責病房後，確認周先生的媽媽前一天被送來，收治在專責病房10A。

八十多歲的老太太被送到醫院後，不斷說著：「我要找兒子……」但阿嬤失智，護理人員問任何問題都得不到答案，還在苦惱如何聯繫她的家人，就收到警方的尋人啟事。護理長陳美慧取得兒子周先生的聯絡方式，趕緊打電話替阿嬤報平安，才知道周先生正在另一家醫院跟新冠病毒作戰。

阿嬤平日跟兒子、兒子女友同住，五月中旬，周先生女友跟朋友聚餐後出現上呼吸道感染症狀，就醫確診；幾天後周先生及媽媽也相繼確診，但那時各醫院收治量能飽和，母子只能在家等候衛生局通知。因周先生病情進展快速，二十四日救護車先載走他。由於媽媽失智，周先生不放心她一個人在家，希望能將媽媽一起接走，但遭拒絕。衛生單位承諾稍晚會另外安排救護車接媽媽就醫。他原本以為媽媽會送往同一家醫院，卻沒等到，媽媽手機又沒電，怎麼打都聯絡不上。

陳美慧聯繫周先生：「媽媽在臺北慈濟醫院，我們會好好照顧她，等明天社工師買好充電設備，媽媽手機有電了，你們就能講電話或視訊。你先好好休息，把心安下來。」

二十六日晚上阿嬤手機充飽電，護理師蔡欣妤協助阿嬤打電話給周先生，母子倆終於聯絡上。阿嬤聽到兒子的聲音很開心，但電話那頭的周先生卻氣若游絲。

陳美慧知道周先生病情更加惡化，可能自知病危，在電話中跟媽媽說，以後可能沒有辦法再照顧媽媽，請媽媽要聽醫師、護理師的話，不要吵、不要亂，要像小朋友一樣乖乖的，照顧好自己，阿嬤應好後，問兒子可不可以再打電話給他，周先生沒有回答，要媽媽把手機拿給護理師，拜託護理師多費心照顧媽媽。

深怕有壞消息，大家默默在心中祝禱孝順的周先生能度過劫難。護理師每天都試著撥周先生手機，期待電話能被接起。兩天後，周先生終於接起電話，他病情已好轉，陳美慧及護理師透過電話大喊：「大哥你要加油，媽媽在等你！」

隔天，在護理團隊的協助下，母子倆透過視訊見面，多日來第一次看到兒子，阿嬤紅了眼眶，周先生則殷殷叮嚀：「媽媽，你要吃飯、要吃飽、要好好照顧自己……。」這場景讓一旁的護理師也跟著紅了眼眶。所幸後來母子都順利康復出院。

醫病齊心肺部復健大業

讓病人快快好起來，是醫護人員最大目標及心願。重症病患臥床多時，恢復到能下床時，醫護就會展開「肺部復健大業」，敦促病人運動復健，加快恢復速度。

「肺功能是新冠病人復健重點。」內科加護病房主任蘇文麟說，很多新冠病人發生肺纖維化、心肺功能下降、呼吸急促、氣短常喘等後遺症，復健就著重強化心肺功能。

前文提及在鬼門關前走過一遭的阿銘，從加護病房轉回專責病房後，胸腔內科主任藍冑進送了一臺復健用腳踏車讓他在病室運動。阿銘得知媽媽死訊後，努力運動，大家從監視器上，都可以看到他眼神堅定的踩腳踏車。因為他知道，只有自己痊癒康復，天上的媽媽才能安心。

復健非護理師專長，專責病房護理師為協助病患早日康復，努力蒐集肺炎相關復健運動資訊，請教醫院的呼吸治療師，並提供呼吸運動影片給病患，鼓勵病人每天早中晚跟著影片做，改善肺部功能。

醫護人員還會為病患「客製化」復健運動。專責病房12A原是老人醫學科病房，即使變成專責病房，收治各個年齡層的新冠病患，護理長何佩柔仍善用老人醫學專業，帶領護理團隊對病人進行衰弱評估，分數介於四分至七分的病人，由主治醫師評估是否能進行簡易復健，提供影片連結，鼓勵病患運動復健，七十一歲的江爺爺即是受惠者之一。

江爺爺拔管後回到病房，護理師評估發現爺爺肌耐力衰退，無力行走；復健除了肺功能，還要著重行走、下肢肌耐力的訓練，因此護理師把復健腳踏車搬進病室陪他練習。江爺爺也積極配合，一有機會便下床走路，或是踩腳踏車，醫病齊心努力。當江爺爺可以解除隔離出院時，他已經能正常行走，不需使用助行器了。

駐守加護病房的胸腔內科主治醫師楊美貞，也詢問復健科醫師如何設計肺部復健運動，於是復健科提供技術指導，胸腔科醫療照護團隊讓能起身的病患坐起來，為他們拍痰、做復健。

醫護暖心的陪伴

六十歲的曹先生因病情嚴重，住院時間長達四個多月，是這波疫情住院最久的病患。重症團隊花費無數心力幫助他復健肺部功能，最後他不但拔掉呼吸器，還是自己走出醫院的。

曹先生五月二十四日因發燒、咳嗽、呼吸困難，送至臺北慈濟醫院急診，快篩陽性入住專責病房。由於發病後到能被送入醫院的時間有所延遲，住進醫院隔天就因血氧濃度驟降病情惡化，插管轉入加護病房；後來又接受氣切手術，使用呼吸器才終於穩定。剛轉出加護病房時，曹先生已因長期臥床及用藥關係，四肢及呼吸肌肉都明顯萎縮，再加上新冠肺炎造成肺部纖維化，無法脫離呼吸器。

如果曹先生需長期仰賴呼吸器，家人表示無法接他回家照顧，可能最後只能送機構照護，「只有脫離機器管路，病人才有辦法進一步做復健，也才可能回家。」藍冑進說。

團隊會議中，大家共同發願要更努力，讓曹先生脫離呼吸器，不要變成在安養中心裡，永遠只能看天花板的長期依賴呼吸器的臥床病人。

藍青進帶領呼吸照護中心團隊，以拔掉吸呼器為目標，每天陪曹先生進行脫離呼吸器的訓練。在團隊鼓勵下，曹先生高度配合，終於拿掉呼吸器，但雙腳無力行走的問題還沒解決，出院後曹先生也許永遠都得臥床。藍青進及護理復健團隊陪伴曹先生努力復健，漸漸的，曹先生可以拿助行器慢慢走路，藍青進也在繁重的醫療工作中抽空陪曹先生走路復健。

住院四個多月後，曹先生終於九月三十日，在家人陪同下步出醫院。當看到天空時，真有歷劫歸來之感。醫護團隊不但救回他的命，還堅持要他能行走，避免臥床的命運，他及家人懷抱深深的感謝。

加護病房的病人期盼轉回專責病房，專責病房的病人則期盼出院。但以為自己可以出院卻還不能走，病人情緒落差就巨大無比。五十五歲的張女士就是如此，她五月三十日因PCR陽性被送到集檢所，後因低血壓轉至臺北慈濟醫院住院治療。

當時病人病情穩定後，會在住院第十天採檢，依指揮中心的標準，Ct值大於二十五可出院。張女士認為自己沒有症狀，滿心期盼能出院，然而指揮中心為了避免確診者出院回到社區造成社區傳播，因此變更規定，確診者Ct值要大於三十才能出院。張女士於第十天採檢，Ct值為二十六，因不符新規定，還是無法出院。強烈的失望及失落，讓她當場崩潰痛哭失聲，哭喊：「我沒做錯什麼事啊，我沒有犯錯，為什麼別人可以離開，我卻不能……。」

「後來我們才知道，她媽媽在這波疫情中過世了，她哥哥也插管住院中，所以她急著離開醫院。」感染科主治醫師邱勝康說，那時只能跟張女士解釋，因為防疫規定改變，請她再耐心等候。接下來的等候時間，醫護人員也非常關照她的心情，終於在下一次採檢時達標可以解隔出院。邱勝康至今難忘張女士得知PCR陰性時興奮的表情。

醫護的陪伴，為的就是這一刻。

第六章

特別的愛給特別的你

恐慌症阿嬤入住專責病房後躁動不安，但其實只要有人陪，即使不說話，阿嬤也能安心。那麼，就做個假人陪阿嬤吧！

——專責病房護理長陳美慧

急性精神混亂發生比例不低，疫情期間病人在隔離狀態症狀容易加劇。除了用藥、重建認知，「關懷」也相當重要。院方除了拜託家屬與病患保持電話聯繫，護理師更盡心盡力陪伴。

——身心醫學科主任陳益乾

臺北慈濟醫院這一波收治的病患中，也照顧多名行為異常的病人，有的是原本就罹患身心疾病，有的是失智，還有神經系統受侵犯，因住院後發生「加護病房症候群」導致急性精神混亂。這群病人時有脫序行為，對醫護人員不友善、吐口水、罵髒話，甚至攻擊醫護人員，更有不只一個病患撬門鎖意圖逃離。但最讓護理師困擾的，是他們常無法理解或不願意理解護理人員所言，影響照護工作。

「病人什麼狀況都有，出了好多難題，我們的護理人員很厲害，都想出辦法應對。」院長趙有誠說，對每一個有特別狀況的病人，護理人員都拿出無比的耐心，用愛陪伴。

不睡床的阿嬤

七十九歲的江阿嬤入院前已住在長照機構七年，收治入院後，可能環境陌生，她十分沒有安全感，對醫護人員也懷抱敵意，加上情緒不穩、意識混亂，在房間內到處爬行，爬到雙腳都磨破皮了。

由於她十分躁動，大夜班護理師擔心她從病床上跌下來，特地搬來慈濟救災用的組合式福慧床給阿嬤睡，並用原本的病床及陪病床把低矮的福慧床圍起來保護阿嬤。

沒想到護理人員離開之後，從監視器發現江阿嬤使出全力，推開當圍欄的病床，在地上坐了一會兒後，竟然鑽進床底下。大夜班三名護理師趕緊進入病室，合力把阿嬤從床底下哄出來，安置她回福慧床上睡，但阿嬤還是無法入睡。

護理團隊討論認為，市售充氣式兒童戲水池的大小足以當床，而且四周都圍了起來，或許能給江阿嬤安全感。護理長陳美慧上網向慈濟輔具中心平臺尋求協助，附上圖片詢問是否有類似的物品，桃園區慈濟志工彭振維及曾慶安回覆「有」，兩位志工隔天上午親自開車將戲水池送到臺北慈濟醫院，並說明使用方式，護理師立即將戲水池打好氣，合力拿進病室裡，並躺進去示範使用方式。看到江阿嬤依樣畫葫蘆躺進去，願意睡覺了，護理師終於鬆了一口氣。

陳美慧拍下阿嬤的狀況傳給家屬，告知處理方式，以及阿嬤情緒已穩定、也有食慾進食，讓家屬安心。

充氣人偶陪恐慌症阿嬤

七十歲的施阿嬤入住專責病房後，護理師透過監視器看到阿嬤神情緊張、躁動不安，在病室內走來走去、喃喃自語，只要見到護理師，就問什麼時候帶她回家。她不時咚咚咚敲門，想開門發現打不開，曾兩次拿湯匙破壞門鎖。原來阿嬤失智又有恐慌症，待在密閉空間會非常焦慮。無論醫護人員如何安撫，都無法讓阿嬤情緒穩定下來。

詢問家人後得知，阿嬤其實不難「哄」，只要有人陪，即使不說話，阿嬤也能安心。起先陳美慧送一隻絨毛兔寶寶玩偶進去陪阿嬤，但收效甚微，後來陳美慧靈光一閃，做個假人陪阿嬤吧！

醫護人員用氣球、隔離衣做材料，先拿好多氣球充飽氣，一個當頭，其餘的塞進隔離衣當身體，做出充氣人偶。感染科主治醫師邱勝康在人偶的臉部畫上五官，大夥再為人偶戴上髮帽、口罩、手套、鞋套，外觀看起來跟平日全副武裝進病室的護理師無異。

「做出這個人偶，我們一則以喜，一則以憂。」邱勝康說：「喜的是問題好像解決了，憂的是怕送進去阿嬤會嚇到。」沒想到「人偶戰術」奏效，當醫護人員把人偶夾帶進入病室讓它坐在病床邊，阿嬤並未察覺有異，「可能因為每個醫護人員的裝扮都一樣，從護理站的監視器螢幕其實看不出來是假人，就覺得是一個比較胖的護理師坐在床邊。」

等到大夥離去，病室內只有阿嬤跟假人時，阿嬤看到房裡有其他「人」在，果然情緒維持穩定，也願意配合治療，直到順利出院。

「其實充氣人偶一、兩天就會消氣，必須重新打氣。」陳美慧說。後來阿嬤也知道那不是真人，但還是接受假人的陪伴。有時護理師為消氣的人偶充氣，阿嬤還會幫忙。

頻撬門鎖想逃的吸毒病患

想逃出病室的病人不只施阿嬤，還有小蔡，他因與友人互砍受傷，送醫急診採檢確診而收治。小蔡入院後不但頻頻撬門鎖想逃，還有精神暴力傾向，曾經攻擊巡房醫護人員，搞得雞飛狗跳。每次門鎖被撬，工務團隊就得趕緊更換新鎖頭，後來追加安裝鐵鍊，護理師得以在進入病室前先觀察一下他的精神狀態，以策安全。

小蔡入院前幾天大量吸毒，可能因吸毒精神混亂，他對當天受傷過程完全沒有記憶。陳美慧觀察小蔡，發現清晨他都會在病室內徘徊，她以多年與病人家屬溝通的豐富經驗，跟小蔡聊天，逐步攻破心防，獲得他的信賴，漸漸才了解原來小蔡不但吸毒，菸癮也奇大，於是跟他討論解菸癮方式，身心科醫護團隊用尼古清替代香菸。由於戒菸期間不斷會想吃東西彌補口欲，護理師每天準備大量的零食飲品，每天還陪他讀一句靜思語，以種種方法平靜他斷癮時身心的不安及焦躁。

陳美慧還安排小蔡透過視訊和姊姊聯繫，以親情的力量安撫他、協助他斷癮。小蔡姊姊正好是其他醫院新冠專責病房的護理師，非常了解專責病房醫護人員的辛苦，很感謝臺北慈濟醫護人員細心照顧她難纏的弟弟。

種種作為，讓小蔡有了很大的改變，從一開始的難以溝通、對護理人員拳頭相向，到精神狀態逐漸穩定，會對醫護人員展露笑容，也會在護理人員幫他打針時說一句：「謝謝你，你人真好。」最後終於解除隔離出院。

智能不足的年輕洗腎病人

在病人大多是中高齡族群的專責病房中，二十七歲的小葉顯得很特別。他特殊之處不只是年輕，還加上先天智能障礙、患有身心疾病，以及十八歲就成了洗腎病人。由於媽媽早逝，爸爸要工作難以照顧他，小葉二十二歲就入住康復之家，此次也是因康復之家發生群聚感染而染疫。

小葉確診後，其他醫院無法收治，「我們就把他收了過來。」趙有誠說。入院時小葉已多日未洗腎，因此院方第一件事就是安排他洗腎，利用半夜醫院腎臟透析中心收工後，護理師加班幫他洗腎。

為了幫他洗腎，護理師得全副武裝，他所行經的路線及用過的器材設備，都要清潔消毒。後來在防疫考量下，工務室人員於小葉的病室內安裝移動式洗腎設備。

但小葉有慢性疾病，病情起起伏伏，六月下旬再度因肺炎嚴重出現發燒、呼吸喘的情形，轉入加護病房使用高濃度氧氣，一度因呼吸窘迫插管，還好病況獲得控制，七月一日平安拔管，二日轉回專責病房休養。

小葉住院期間，腎臟透析中心護理長黃瑞玲得知他跟自己兒子同齡，但命運完全不同，兒子身體健康、家庭健全，求學就業順利。但小葉從小生病，智商停留在小學年齡、住康復之家享受不到家庭的溫暖，也沒有經歷過一般年輕人青春歲月的活潑飛揚，黃瑞玲十分心疼，把他當自己孩子照顧，常在下班後穿上全套防護裝進病房探視陪伴他，還撥出時間為他沐浴，直到他病癒出院。

突發的急性精神混亂

行為脫序的病人中，有人是因為急性精神混亂導致舉止異常。一名中年男子因呼吸喘、咳嗽且有痰等症狀，前往臺北慈濟醫院急診篩檢，結果發現他血氧濃度偏低，肺部X光片雙側已有浸潤情形，院方立即安排他入住加護病房插管治療。然而他在拔管轉入專責病房後，因急性精神混亂，脫光全身衣物推著點滴走出病房，正巧被身著防水隔離衣的護理師發現，趕緊將他安置回房，請身心醫學科醫師來會診。這名病患當時並不知道自己做了什麼事，以為自己人在家中，想去沐浴。

「類似這名男子的情況，專責病房陸續出現好幾個。」急重症管理中心主任吳燿光表示，還有一名五十六歲的女士，從加護病房拔管回到專責病房後，經常在病室內脫掉衣服，因意識混亂無法自理，護理師需一口一口餵她吃飯；兩個星期後，這名女士精神狀態才回復正常，漸漸可以下床走動復健。出院那天，她再三感謝醫護團隊的照顧。

「急性精神混亂，是加護病房經常出現的症狀，俗稱『加護病房症候群』。」進入專責病房會診病患的身心醫學科主任陳益乾說，發生原因是加護病房封閉式環境及疾病對病患身體的損傷，影響病患身心，引發心理及行為改變，病人會出現譫妄症狀及記憶缺損等症狀，「譫妄症是因為身體疾病或某些合併藥物，引起大腦功能急速失調、導致混亂狀態。」

陳益乾指出，臨床上加護病房症候群發生比例不低，尤其疫情期間，病人在隔離狀態容易導致症狀加劇，「治療方式除了用藥、教患者記下目前所在空間與時間重建認知，另外『關懷』也相當重要。」院方除了拜託家屬與病患保持電話聯繫讓他們安心，護理師更盡心盡力陪伴。

陪伴，延續到出院後

病患出院後，醫護人員與他們的聯繫並沒有結束。內科加護病房主任蘇文麟會打電話提醒狀況特殊的病患記得回診，對沒有準時回診的也牽掛不已；護理長或社工師也會持續追蹤身心狀況特殊的病患，因為這些病患雖然在醫院戰勝了病毒，但出院對他們來說面臨的現實考驗，不只是後續身體各項功能的恢復，還有心理與人際互動的考驗。因此陳美慧在小蔡出院後，持續發訊息關心他的情況及需求，繼續關懷陪伴。很多病患接到臺北慈濟醫院的關懷電話非常驚喜，也感到分外溫暖與感激。

「醫療是有延續性的，醫學研究發現，新冠肺炎病人中不少會有後遺症，比如神經系統方面的影響；不只身體狀況，有的病人因為住院治療期間長時間被隔離，因而產生憂鬱、被孤立之感；甚至親人染疫過世但無法送別的遺憾，都非常需要心理及精神上的關懷及支持。是否有長期後遺症還有待觀察，無論病人在院內還是院外，我們都希望照顧妥當。」趙有誠說，每一個病人，都是醫護冒著感染風險救回來的，出院後健健康康、平平安安，是所有人的期盼。

第七章
無法告別的哀慟

見不到親人最後一面、無法送終，真是人間至痛。我們能做的，就是想盡各種方法，減少在世者的遺憾。

——院長趙有誠

我會收拾悲傷情緒，好好接受醫護團隊照顧，快點好起來，因為還有更大的責任等著我。非常感謝您們大家的支持與幫助，感恩。

——遭逢喪父之痛的病患吳先生

這一波疫情中，臺北慈濟醫院總共有四十一個病患離世。由於病患被隔離，家屬無法陪伴在側送終，加上指揮中心規定遺體必須在二十四小時內火化，連告別式都無法舉辦，現實的殘酷，讓遭逢喪親之痛的家屬更加悲慟。

那段期間，很多人在與家人分別後，無論沒確診居家隔離中，或也確診被送到醫院治療，等待消息的心都一樣焦灼。當等到的是親人不治的噩耗，還見不到最後一面、無法送終，「真是人間至痛，令人哀傷。但規定擺在那裡，真的沒辦法讓親人當面告別。我們能做的，就是想盡各種方法，減少在世者的遺憾。」院長趙有誠說，哪怕只是為雙方傳一句話、送一段錄音，或許都能撫慰家屬和病人的心。

無法說再見

患有身心疾病的小惠，五月中旬因症狀有了變化入住精神科醫院，沒想到這家醫院發生院內感染，小惠因快篩陰性而被送回家，由家人照護。但兩天後，媽媽及照顧媽媽的看護確診，小惠也出現發燒、咳嗽等症狀，核酸檢測確定是陽性，三人分別收治於臺北慈濟醫院三個不同專責病房。

小惠病情惡化很快，雖然醫療團隊竭力救治，仍然不敵病魔侵襲。醫療團隊詢問媽媽是否為小惠插管治療，八十多歲的媽媽忍痛決定放棄。小惠辭世時，醫療團隊通知院外家人，還在居家隔離的姊姊拜託醫療團隊：「可不可以幫我最後一個忙？幫妹妹拍張照，我想記得她最後漂漂亮亮、乾乾淨淨的樣子。」

護理人員細心整理小惠遺容，拿出手機拍照傳給姊姊，用這種方式，讓家屬見到小惠火化前最後一面。

事後姊姊傳訊息給感染科主任彭銘業，表達對醫護團隊深深的感謝：「彭醫師，一直沒有機會向您致謝，感謝您們在疫情如此嚴峻的情況下，冒著生命危險悉心照顧我的家人。妹妹在慈濟得到最好的醫療與照顧，今天她已經圓滿去金寶山的新家了，在天上做一個無病痛的快樂天使。」

姊姊附上小惠過去的照片，遺憾的說：「你們不認識活潑、可愛、愛喝波霸奶茶、喜歡音樂、愛帥哥歐巴的她，這是她去年八月在家聽音樂、享受波霸奶茶、無憂無慮的幸福模樣。」

姊姊最後寫道：「疫情短時間內應該還緩不下來，請好好注意保護自己，保持健康，醫護人員的偉大實在沒有任何文字可以表達，加油，有機會一定向您當面致謝。」

再也回不了家

八十五歲的朱爺爺雙耳重聽，眼睛黃斑部病變影響視力，但疼愛太太的他，在朱奶奶動完關節置換手術在家休養時，專程到龍山寺附近買太太愛吃的包子，但那時疫情已在萬華地區擴散開來，朱爺爺誤入疫區，不幸染疫。

朱爺爺被送到醫院後，家屬每天都打電話到護理站詢問病情，由於無法到醫院陪病，家屬錄音請護理師放給爺爺聽，為爺爺加油打氣。朱爺爺知道家人牽掛他，他更牽掛等他回家的老伴，一直努力撐著。

但是朱爺爺病情持續惡化，一天夜裡，朱爺爺血氧、血壓急速下降，緊急聯繫家屬後，家屬拜託護理師讓他們跟爺爺說說話，護理師立即著裝進入病室，讓家屬為病危的爺爺打氣，家屬也告訴爺爺，他們會好好照顧奶奶，請爺爺放心。

朱爺爺辭世時，護理人員陪在一旁，代替家屬陪爺爺走完人生最後也最困難的一段路。

六十歲有心臟病史的于先生確診，被送往臺北慈濟醫院，他在急診室簽下放棄急救同意書，表明不接受任何急救醫療處置。住院第三天他心肌梗塞發作，及時用藥穩定下來，但隔天心臟又出狀況，電擊救他時，他告訴護理師，如果電擊一次沒有好轉，就不要急救了，之後他便陷入昏迷。于先生彌留之際，護理師聯絡家屬，告訴女兒，聽覺是人臨終時最後消失的感覺，詢問：「要不要再跟爸爸說說話？他聽得見的。」

護理師將話筒放在于先生耳邊，電話那頭女兒泣不成聲，哽咽說道：「爸爸，你好好走，放心就好，不用擔心我們，我們會好好照顧自己⋯⋯。」

無法送爸爸最後一程

五月二十八日，專責病房9A一間病室，傳出撕心裂肺的哭聲，原來是病人吳先生收到另一家醫院通知，他爸爸往生了。吳先生的爸爸因上市場買菜染疫，再傳染給吳先生和弟弟，三人確診後被分送到不同醫院治療，沒想到就此天人永隔，連最後一面都見不到。

吳先生四歲時媽媽過世，爸爸一手拉拔三兄弟長大。七年多前爸爸肝病嚴重需要換肝，吳先生捐肝救父，那麼大的難關爸爸都挺過來了，沒想到一場突如其來的疫情就帶走了爸爸，吳先生難以接受，崩潰大哭說：「如果兒子問我爺爺去哪裡了，我完全答不出來啊！」

負責照護他的護理師陳怡靜和黃欣淇跟他說：「你已失去爸爸，更要照顧好自己，不能讓你的兒子也失去爸爸；我們拉著你的手一起努力，早日康復！」這話點醒了吳先生，由於他確診，太太和四歲大的兒子也在居家隔離中，他決定趕快好起來，「趕快回家抱抱老婆跟小孩。」陳怡靜和黃欣淇更在進入病室前，在隔離衣背後寫上自己的名字跟加油打氣的字語鼓勵他。

醫護人員的安慰及鼓勵，讓吳先生逐漸振作起來，他在 LINE 上寫道：「我真的很感謝您們，有您們大家的關心和照顧，我真的感動到流淚。我會收拾悲傷情緒，好好接受醫護團隊照顧，快點好起來，因為還有更大的責任等著我。非常感謝您們大家的支持與幫助，感恩。」

同住一室生死兩隔

不能在病榻旁送別父母是一種遺憾，親子同時入院又同住一室，父母卻病故在旁，更是子女難以承受之痛。

護理長陳美慧回憶，指揮中心開放同住家人可以兩人同室後，10B 病房入住一對同時確診的父子。然而老父親病情嚴重不治，兒子目睹爸爸離去，心如刀割，自責不已，對於無法為爸爸辦喪禮更有著極大的遺憾。

陳美慧安慰他：「你很幸運，在所有的手足中，只有你陪爸爸走到最後一刻。要有很多因緣和福報，才能成就這種機會。爸爸一定是最疼你的，所以在最重要的時刻，是你陪在爸爸身邊，握著爸爸的手跟他告別。」

10B在這波疫情中，前後送走五名高齡病患，然而在病患必須全程完全隔離的情況下，家屬什麼都不能做，「這時候，只能從另一個角度去安慰生者。」陳美慧感嘆，院方也安排社工師陪伴這名病患，期盼他早日走出哀慟。

這樣的故事在臺北慈濟醫院不只一例。五月下旬，有萬華旅遊史的陳先生出現腹瀉、發燒、身體起疹子等症狀，他帶同住的九十多歲媽媽到臺北慈濟醫院採檢，母子都確診，住進同一間專責病房。一開始陳先生意識清楚，生活也能自理，但他病程進展快速，短時間內惡化，在他病到意識模糊時，媽媽病情也嚴重惡化，最終在病室裡往生。

雖然意識模糊，但陳先生隱約知道發生了什麼事，原本拒絕插管的他，在醫護團隊及親友勸說下，終於同意插管治療，以免步上媽媽的後塵。在醫護悉心治療照護下，陳先生順利拔管，逐漸康復，但媽媽就在咫尺處病故，是心中難以抹滅的傷痛。

另一對同時入院住同一病室的母女，也是同樣情況。媽媽入院時病情已嚴重，女兒親睹媽媽由有意識到昏迷，最後進展到呼吸衰竭，直至嚥下最後一口氣。媽媽走後，女兒難以面對這個殘酷的事實，也承受不了巨大的傷痛，精神言行出現異狀，吃不好睡不好，常常喃喃自語、跪下來雙手合十對空膜拜。身心醫學科主任陳益乾特地進入專責病房了解她的情況，為她進行悲傷輔導，安撫她的情緒。

為病故街友買壽衣送他一程

多數確診病患入院後，都有家屬在外掛念擔憂，期盼他們早日康復回家。然而有一類人，因為人際網絡斷裂，難有親情的支持，那就是街友。

這波疫情中，臺北慈濟醫院收治了一名男性病患，到院時渾身髒兮兮，嚴重重聽加上意識模糊，入院狀況頻仍。可能街友生涯讓他不習慣睡床，寧願睡地板，後來護理師把床墊搬到地上，他才願意睡。護理師進病室照護他時，經常跪在床墊邊餵他吃藥吃飯。但再細心的照顧，也沒能打敗病毒，他的病情愈來愈糟，終至不治。

一開始醫療團隊無法聯繫到他的家人，請社會服務室社工師楊惠儀協助，還好病人的外甥女主動來電，原來這名男子是獨居的中低收入戶，雖有租屋處可落腳，多數時間都在萬華遊蕩，成為街友中的一員。

他病故後，醫療團隊聯繫外甥女商討後事辦理，但外甥女罹癌，還要照顧家中身心狀況不佳的親人，經濟並不寬裕。知道外甥女有難為之處，社會服務室的社工團隊承擔喪葬事宜，聯絡禮儀公司辦理後事，並為這名街友購買壽衣壽鞋，由護理團隊為他換上，讓他乾乾淨淨、體體面面上路。準備了什麼樣的衣服、整理後的遺容，社工師也拍照傳給外甥女看，請她不必擔心。

這樣的幫助很大程度安了家屬的心，「舅舅不是孤單離開的。」外甥女很感動也深感安慰。幾天後她告訴社工師，頭七那天她夢到舅舅，舅舅看起來乾淨、安詳，她相信，喜歡四處趴趴走的舅舅穿著醫療團隊送的鞋，可以健健康康去任何他想去的地方。

第八章

生之喜悅

我們上網努力翻找國際上有關新冠孕婦的治療資訊，因為臺灣確診人數少，幾乎沒有資料可參考。

——感染科主治醫師邱勝康

染疫孕婦知道自己病情危急，手術前交代如果只能救一個，救寶寶不要救她，但我們絕不容許這種情況發生。

——院長趙有誠

二〇二一年五月二十七日，指揮中心公布當天臺灣本土確診個案新增四百零一例，加上校正回歸共五百二十九例，死亡十三例，全臺持續籠罩在確診人數又創新高的低迷氛圍中。在這樣緊繃、一刻都不能鬆懈的疫情下，臺北慈濟醫院為染疫孕婦剖腹產，迎來一條新生命，開刀房內小女嬰微弱的哭聲，在醫護人員耳裡宛如天籟，令人歡喜又振奮。

插管生產母子均安

這波疫情中，臺北慈濟醫院共為六名孕婦接生，其中五例為確診病患，一例為居家隔離。其中第一及第二例孕婦因病情危急，都是在插管狀況下緊急剖腹產，對孕婦本身及醫療團隊都是很大的挑戰，其餘四例都是自然生產。

「這六名孕婦，有五人都不是在臺北慈濟醫院做產檢，入院後必須從頭了解她們的孕程、病史、身體狀況，研擬治療方案。還好，每一例我們都做到了母子平安。」院長趙有誠安慰的說。

第一個在臺北慈濟醫院生產的陳小姐，因出現疑似新冠肺炎症狀，五月二十日到三重採檢，不幸確診，收治於其他醫院。後因生產考量必須轉院，趙有誠在醫院院長群組看到訊息，允諾收治。五月二十四日，懷孕三十二週的陳小姐轉送至臺北慈濟醫院，入院時血氧濃度已掉到百分之七十至八十之間，每分鐘呼吸多達三十六次，以高濃度氧氣面罩輔助，血氧只能勉強維持在百分之九十二。

當天夜裡，陳小姐喘不過氣，病情有惡化之勢，感染科主治醫師邱勝康緊急聯絡婦產科主治醫師黃思誠副院長，黃思誠凌晨兩點趕赴醫院，了解陳小姐病況後，立即召集相關成員開會，討論治療對策。

陳小姐治療上的困境就是懷孕，懷孕加重心肺負擔，也增加用藥難度，加上胸部X光片顯示陳小姐肺部一半以上已經白化，而且已喘到給予百分之百純氧都幾乎撐不下去。

婦產部產科主任張銀洸及邱勝康都認為，最佳治療策略是提早生產，寶寶生出後就能減輕媽媽心肺負擔，醫療端也可以放手進行插管的治療及用藥。醫療團隊擬出治療計畫跟陳小姐說明，但半夜聯繫不上先生，陳小姐自己不敢做決定。

在陳小姐對插管猶豫不決時，邱勝康上網努力翻找國際上有關新冠孕婦的治療資訊，病程進展為何、死亡率多少等等。「臺灣幾乎沒有資料可參考，歐美國家因為確診人數非常多，有很多染疫孕婦的治療資訊可參考，像美國有數千例，巴西也不少。」邱勝康耗費不少功夫，終於找到婦產科醫學會對於染疫孕婦的治療指引：染疫時懷孕週數在二十三週以下，以內科治療為主；如果合併肺炎、敗血症，則需依照妊娠週數判斷；如果懷孕已滿三十二週，可依病情嚴重度考慮提早生產，減少媽媽心肺負擔。

有了充分的資料，醫療團隊聯絡上陳小姐的先生後，二十五日上午，兩位副院長黃思誠及楊緒棣帶領感染科、胸腔內科、婦產科、新生兒科、麻醉科、手術室與專責病房護理長，與陳小姐夫婦召開線上家庭會議，說明治療考量及治療計畫。

陳小姐的先生當時居家隔離中，對於插管有諸多疑慮，不斷提問：「寶寶生出後，我太太還需要插管嗎？」「插管要插多久？」「寶寶會不會被感染？」醫療團隊一一回應，提供充分資訊，讓陳小姐與先生思考。稍後又約時間開一次大規模線上視訊家庭會議，參與人員除了陳小姐與先生，還有其他親屬，敲定五月二十七日為陳小姐剖腹生產。

五月二十七日一早，陳小姐全身麻醉後插管，推進手術房後由張銀洸主刀，三十分鐘後從陳小姐腹中取出小女嬰，重一千九百六十五克。因早產肺部功能稍微不成熟，出現呼吸窘迫現象，幸好生命跡象穩定，呼吸、心跳、血氧及血壓也都在正常值之內。

為了降低寶寶在生產過程中被媽媽血水或羊水感染的機會，兒科部新生兒科主任趙露露立即為女嬰洗澡，進行必要醫療處置後，媽媽和女嬰分送外科加護病房及兒科加護病房負壓隔離室的保溫箱。

兒科團隊也依照國外小兒科醫學會的指引，在小女嬰出生後二十四小時及四十八小時分別進行兩次採檢，結果都是陰性，可以初步排除被媽媽垂直感染的機率。得知採檢結果，陳小姐終於放下心中大石。卸下甜蜜負擔大大減低陳小姐心肺功能的負荷，病情逐漸好轉順利拔管，六月八日她先行出院，寶寶因還需醫療照護，繼續留在兒科加護病房。

護理團隊的貼心之舉

這是陳小姐的第一胎，生產前，對於能否順利生產，以及產後的病情發展，陳小姐有太多不安。加上產後還須繼續隔離治療，無法親自照顧寶寶，也讓陳小姐非常沮喪。10B護理長陳美慧帶著護理師，在陳小姐插管前，為她錄下想對寶寶說的話，讓寶寶一出生就可以聽到媽媽的聲音，也讓寶寶知道，爸爸媽媽非常期待她來到這個世界。

生產時，陳小姐因麻醉沒能見到剛出生的女兒，產後，陳小姐又與女兒分住不同病房。她在加護病房醒來時還插著管，護理師趕緊拿平板給她看女兒的照片。為了彌補孩子不在身邊的遺憾，兒科加護病房護理團隊透過視訊，讓陳小姐與女兒見面，寶寶出院前，護理團隊每天以文字、照片、影片，讓媽媽知道心肝寶貝的情況，點點滴滴，都成為爸爸媽媽的珍藏。

陳小姐出院時，兒科加護病房護理團隊知曉媽媽牽掛仍在加護病房的女兒，特別模擬寶寶的語氣製作一張「畢業證書」給媽媽，請媽媽安心回家等她，證書上寫著：

親愛的媽咪：您辛苦了！謝謝您讓我知道我有一個超級勇敢的媽咪和無比堅強的爸比！疫情因素讓我們暫時無法相聚在一起；二〇二一年五月二十四日，因 COVID-19 疫情，您們帶著我一起入住臺北慈濟醫院，辦理疫病治療學程；二〇二一年六月八日，恭喜媽咪順利完成學業，學程期間表現優異，健康畢業！

請您安心返家，乖乖待在家裡，等本寶寶畢業後一家團圓，我會努力長大的呦！

畢業快樂！平安吉祥！

小兒加護病房全體護理師代筆　二〇二一年六月八日

陳小姐跟先生幫女兒取名「巧巧」，巧巧很爭氣，努力進食，體重逐步上升，出生時還需要用「鼻部正壓呼吸器」輔助呼吸，也進步到拿掉呼吸器自行呼吸。

七月初，巧巧體重到達兩千五百克，檢查顯示身體各項指標良好，也可以由口進食，醫院安排巧巧七月三日出院。

為了迎接巧巧回家，陳小姐在巧巧出院前幾天，即到醫院跟護理團隊學習照顧巧巧的方式。七月三日，陳小姐和先生一早就開車北上，在醫院兒科加護病房前等待。

當趙露露抱著熟睡的巧巧走出病房、把巧巧交到媽媽手中後，看著懷中的女兒，陳小姐與先生喜極而泣。巧巧出生三十八天後，一家三口終於團聚，陳小姐也終於抱到女兒了。

趙有誠代表醫院送上多項祝福禮，有兒科加護病房護理師親手寫的「寶寶日記」、剪接的「成長影片」，有院部主管準備的嬰幼兒有聲書和《靜思語》，每項禮物都是醫護對巧巧深深的祝福。

「救孩子，不要救我」

就在陳小姐出院後不久，六月中旬臺北慈濟醫院再度為一名確診孕婦剖腹。三十二歲的鄭小姐懷孕三十四週，原本入住臺北慈濟醫院負責的加強版集中檢疫所，因高燒不退後送回醫院。由於病人雙側肺炎，半夜經常出現血氧下降的情形，醫療團隊使用HFNC治療，也用國際治療指引建議的藥物，但病情仍未好轉。

黃思誠考量病情變化，召集感染科、婦產科、新生兒科、麻醉科、手術室及病房護理人員在內的醫療團隊，與鄭小姐及先生、家屬進行多方視訊會議，決定六月十八日上午在正壓手術室為鄭小姐剖腹生產。

手術歷時約四十分鐘，最關鍵的剖腹環節，為了避免麻醉藥物穿過胎盤對寶寶造成影響，主刀的婦產科主治醫師邱筱宸，在病人插管後立即劃刀剖腹，五分鐘就把寶寶抱出來，是個小男生，體重兩千三百五十克，出生後心跳、血氧、胸部X光都正常，也可自己呼吸，但肌肉張力微弱，呼吸較費力，因此也透過「鼻部正壓呼吸器」輔助呼吸。

小男嬰一樣在出生二十四小時及四十八小時都做了PCR檢驗，兩次採檢結果也都是陰性。第二次採檢結果出爐時，護理師正在幫小寶寶換尿布，寶寶哭聲非常響亮，邱筱宸趕快記錄這一刻，傳給在加護病房還插著呼吸器的媽媽看。媽媽看了非常感動，傳訊息跟邱筱宸說，看到寶寶這麼有活力，她要趕快好起來，早日回到寶寶身邊。

由於自己病情嚴重，鄭小姐對生產結果是悲觀的，「知道自己狀況不佳病情危急，鄭小姐在手術前交代，如果手術中只能救一個，救寶寶不要救她。」母愛的偉大可見一斑，趙有誠說：「但我們絕不容許這種情況發生。」手術前醫療團隊討論再討論，模擬各種狀況再三沙盤推演，為的就是手術順利，手術結果保住媽媽也保住了孩子，讓新手爸爸感激又感動。

「其實全套防護裝穿上後，醫護的行動及視野都會受限，而且環境中可能有病毒，大家當下都滿緊張的。」邱筱宸回憶，所幸準備充分，每個細節用心盡心，圓滿完成艱難任務。

準備充分，寧備而未用

「準備充分」，正是臺北慈濟醫院能順利迎來六條新生命的關鍵。

「為了預防有確診病患需要進開刀房，我們在二〇二一年三月，就建置好一間『正壓手術室』。」趙有誠說。「二〇二一年初，中央有預算協助每縣市兩家醫院建置正壓手術室，新北市衛生局詢問轄內醫院，是否有建置的意願，我們當然立刻舉手說願意，因為我們必須全面考量染疫病患各個層面的醫療需求，做好萬全準備，寧願備而未用，絕不能因為沒有準備而束手無策。」

「正壓手術室是以正壓模式將帶有汙染的氣體排出，開刀房四周廊道則是負壓環境，這樣受汙染的空氣會被排風器攔截吸走。」工務室主任楊明崇用「回」字，說明正壓手術室的建置，中間的口是手術室的位置，在手術室為確診病患開刀時，開刀房採正壓模式，將帶有汙染的氣體排出，開刀房四周廊道則是負壓環境，排風器會攔截吸走從開刀房排出的受汙染空氣，確保受汙染空氣不會汙染其他區域。

此外，從病房到手術室、術後從手術室到加護病房的傳送過程與路線，都需事先縝密規劃，行經路線安排專門的前導人員，確定路線淨空，患者經過後立即全面消毒，確保環境乾淨。

「第一例剖腹產手術完成後，醫療團隊還召開術後檢討會。」邱勝康說。大家針對準備作業、感染控制、手術流程、術後照護等集思廣益，討論有沒有可以再優化之處。因此為第二例插管孕婦剖腹時，就已經是「進化版」，包括與家屬視訊的進行及溝通更加順暢，醫護的防護及物品的準備等，也都更到位。

醫療團隊為每個孕婦量身打造生產計畫，「要評估孕婦的妊娠週數、胎兒成熟情況，選擇最合適的生產方式跟生產時機。」邱筱宸說。照顧模式是多專科團隊共同照護，全方面全方位。每次醫療團隊開會，都邀請相關專科醫師共同討論，外科、婦產科、麻醉科、胸腔科、感染科、小兒科，聚集在一起，從自己的專業領域提供最適合孕婦的建議跟治療方針。

接下來與家屬的視訊會議也是重要環節，團隊成員齊聚電腦螢幕前，對家屬說明並釋疑，「那時孕婦的家人可能都在不同的醫療院所接受治療跟隔離，透過視訊會議，他們可以認識醫療團隊成員，知道我們用最堅強的陣容照顧臨盆的孕婦。」

除了醫療層面，考量確診孕婦必須獨自面對染疫及無人陪產的恐懼，院方也安排社工團隊給予心理支持跟輔導。醫護更透過訊息、視訊，讓孕婦安心，知道自己不孤單，因為醫護團隊在病房外隨時待命中。

邱筱宸記憶猶新的是，她與第二例剖腹產鄭小姐的先生通電話時，先生擔心太太及寶寶，情緒激動，問了很多問題。邱筱宸在確認先生沒有確診而且已解除隔離後，詢問對方要不要到手術房外陪產，雖然到醫院也見不到太太和孩子，但距離拉近，仍為這對夫妻帶來很大的心理慰藉。

在這兩名插管生產的孕婦之後，臺北慈濟醫院陸續又收治四名孕婦，所幸她們都不需進手術室，而是以自然產方式生產。

第九章
疫情下的大愛

那段時間壓力非常大，我們依病情研判病床要給誰，每天都很煎熬，我們何德何能，有權力決定生命的去向！

——內科加護病房主任蘇文麟

蘇主任說要讓剛拔管的病人轉回專責病房時，我問真的要這麼做嗎？我會怕。但主任說，沒辦法，有人更需要。

——內科加護病房護理師楊佩儒

疫情高峰期一床難求，在家的確診者苦等衛生局通知就醫，在急診的病患苦等病床，在專責病房的重症病患苦等轉入加護病房。然而，在醫療資源成為珍稀資源之際，仍有家屬發揮大愛，把資源留給更有存活機會的病患，甚至加護病房的病患，也願意剛拔管就讓出床位給病危的重症患者。

「疫情之中，我們看見人性的真善美。」院長趙有誠說。當時每天為調度床位焦頭爛額，卻也見證人性無私的一面。

搶救？放手？

「今日凌晨三點鐘我又醒來，因為想起在我手中死去的一位病人而哭泣。」這是內科加護病房主任蘇文麟二〇二一年五月底寫給趙有誠的訊息。到現在，想到這位鄭大哥，蘇文麟還是會忍不住紅了眼眶。

蘇文麟回憶，六十歲的鄭大哥在疫情爆發後，因感冒症狀持續近一週，看診後不見好轉，又出現呼吸急促、喘的症狀，與家人討論後決定到臺北慈濟醫院篩檢，採檢結果是陽性。當時他的血氧濃度不到百分之六十，與正常應高於百分之九十四相比，已屬於心肺極度缺氧的狀態，醫護人員立即展開搶救，插管送至加護病房。但他的血氧濃度一直拉不起來，新冠肺炎合併急性呼吸窘迫症，病情極不樂觀。

「麻醉科醫師、耳鼻喉科醫師，乃至心臟血管外科主任諶大中都著裝進加護病房協助，隨時準備為大哥接上葉克膜。」蘇文麟緊急打電話詢問當時居家隔離的家人，是否同意為鄭大哥接上葉克膜維生，也說明根據歐美經驗，這種情況下使用葉克膜，存活機率大概只有一成，他們表示要與在美國當醫師的女兒討論。

幾分鐘後，蘇文麟接到回覆：全家討論後，決定不放置葉克膜急救，把醫療資源留給更有機會存活的病人。電話中，蘇文麟從哽咽到痛哭失聲，沒有辦法說出一言一語安慰家屬。身為醫師的他，想的是竭盡所能搶救垂危的生命，但家屬思考的卻是將有限資源留給其他更有機會存活的病人。

「鄭大哥處處為人著想。」蘇文麟回憶，就醫前鄭大哥因身體不舒服與太太分床睡，怕傳染給太太；決定到醫院採檢時，身體已經非常不舒服，但他不願麻煩家人載送，心想住家離醫院不遠，戴好口罩就自己走到醫院。那時因疫情大爆發，人心惶惶，醫院篩檢站擠滿等候篩檢的人潮，鄭大哥強撐病體安靜排隊，而生命垂危時，家人秉持鄭大哥為他人著想的個性，做出艱難的決定。

「搶救？放手？」即使已是資深醫師，蘇文麟仍然難以抉擇，對於逝去的生命無法釋懷。

誰該進加護病房？

蘇文麟承受的不只是病人救不救的煎熬，他負責加護病房病床調度，每天更為決定哪些病患優先轉進加護病房插管搶救而天人交戰。

二〇二一年這一波疫情重症比例高，在疫情高峰期，醫療現場的殘酷現實就是醫療量能不足。在雙北責任醫院中，臺北慈濟醫院竭盡所能加開病床，但加護病房趕工加床需要時間，面對院內專責病房區不斷有病患需送加護病房插管治療、院外衛生局及友院不斷傳來「急需重症病床」的求救訊息，怎麼決定誰該進加護病房？

「SARS那時候也沒有這麼多病人，誰會想到有一天特殊病床的需求這麼高！」SARS時期，蘇文麟還是住院醫師，十八年後他已是成熟的胸腔科主治醫師，「結果我活到五十歲時碰到了。」他笑著說，但笑容是苦澀的。

「以前收病人不需要排序，排序不是落後國家才會發生的事情嗎？我們在臺灣欸，臺灣怎麼可能發生這種事！」但就是發生了。內科加護病房資深護理師楊佩儒說，這是她在加護病房工作十多年，從來沒想到的情況。但回頭看那段時間的慘況，她忍不住嘆道：「當時醫療資源非常有限，你必須、必須要去選擇，哪個病人進加護病房。」

「那段時間壓力非常大，因為要精算，依病人病情研判病床要給誰，是先給院外求援的重症病患，還是給院內專責病房已經插管的病人。」蘇文麟說。那段時間大家往往忙到很晚才回家，休息時間很少，但他常常難以成眠，「每天開會都很煎熬，我們何德何能，有權力決定生命的去向！」

怎麼決定？「病情嚴重度是最主要的考量。」蘇文麟說。包括院內院外的病人，還是以「誰最需要」來排序，以最病重的先進加護病房，就算外院的病人，也可以優先進加護病房。「評估病重有幾個指標，」蘇文麟說：「包括休克、呼吸器設定高、氧氣濃度用得高。面對疫情的衝擊，在最艱難的時候，真的只能赤裸裸把數據攤在面前去做抉擇。」當病情嚴重的個案都評估完，接著就可能看年齡。

「但如果真的把年齡放進來考慮，就會是年紀較輕的進加護病房。」蘇文麟指出，這樣做的原因跟義大利不同，義大利在疫情最嚴重時因醫療崩潰，只好選擇放棄高齡病患，將醫療資源用在年輕病患身上。臺北慈濟醫院這樣做，是因為不少家屬甚至長輩本人，不希望在生命最後階段還要遭受電擊、心臟按摩這些折磨，尤其是有其他慢性病或罹癌的病人更是如此。當時不少高齡病患簽署了DNR（不施行心肺復甦術），有長者病程惡化到腎衰竭，但病患本人或家屬不同意洗腎，這些因素也會影響排序。

但這波疫情中，重症主要發生在高齡族群，即使病人或家屬之前簽了DNR，「本著不放棄任何病人的信念，尤其院長一再交代不要輕易下決定放棄任何一位長輩，加護病房幾乎都是高齡病患。」蘇文麟說。

把醫療資源留給更需要的人

然而棘手的狀況一再出現。有一天，專責病房兩名四、五十歲的病人急性呼吸窘迫，整個肺部白掉，氧氣濃度已經用到百分之百，也插管了，情況危急，必須趕快進加護病房救治，但加護病房滿床，蘇文麟說：「這時只能詢問病情相對比較好的病人願不願意讓出床位。」

蘇文麟當時盤點、評估加護病房每一床病患的病情，九十歲的陳爺爺和八十歲的邵奶奶剛拔管，是唯二可以讓出床位的病人，「依照護流程，加護病房病人拔管後會再觀察一、兩天，才轉到普通病房（專責病房）。但那時專責病房兩位病人情況太不樂觀，權衡之下，只能這樣處理。」蘇文麟說：

「但還是要尊重病人及家屬意願。」

九十歲的陳爺爺是從外院轉入臺北慈濟醫院的重症病患，一入院就送進加護病房插管，很幸運三天後就順利拔管。蘇文麟硬著頭皮問陳爺爺的女兒，能不能把爸爸的床位讓出來給比較年輕但病情嚴重的病患，陳小姐擔心要是這麼做，萬一病情生變怎麼辦？但沒多久，她就決定把床位讓出來。因為之前他們在部立臺北醫院急診室等不到加護病房床位，是趙院長半夜在手機群組主動承擔，把他們從新莊接過來的，他們理解等床的焦慮。

八十歲的邵奶奶則是住進加護病房七天後病情大幅進步，順利拔管。邵奶奶一家因為家庭聚餐群聚感染，家人分送不同醫院救治，因此留給醫院的聯絡人是女婿。蘇文麟與對方聯絡，說明邵奶奶目前已趨穩定，可否讓出床位給在普通病房的重症病人，但跟陳爺爺的女兒一樣，女婿亦不能放心，「媽媽對我們這麼重要，絕對不行。」

就在蘇文麟另想辦法時，出現了戲劇化轉折，邵奶奶的女兒打電話來說：「我們願意把媽媽的床位讓出來。」原來邵奶奶四十七歲的兒子正在另外一家醫院插管搶救中，將心比心，如果親人在其他醫院亟需加護病房床位，他們也希望有人伸出援手。

「其實把這兩位長輩轉出加護病房，我們壓力非常大，萬一……，我們要扛責任的。」蘇文麟說。「但身為主治醫師，必須扛起每一條生命，不管是成或敗。」轉出長者時，加護病房非常謹慎的跟專責病房醫療團隊做好交接，拜託同仁照顧好老人家，「很開心的是，包括讓床位的陳爺爺、邵奶奶，以及接收床位那兩個較年輕的病患，四個人最後都順利出院。」

「五月底及六月上旬，真的非常苦，那時加護病房的病人只要好一點，評估可以拔管，就趕快拔管轉回專責病房，讓在專責病房的插管重症病患進加護病房，」楊佩儒說：「蘇主任第一次說要讓病人轉回專責病房時，我問真的要這麼做嗎？我會怕。但主任說，沒辦法，有人更需要。」

「疫情來的時候有好多好多的限制，以前都是確認病人情況穩定才會轉到普通病房，但那時整個綁手綁腳。」楊佩儒說。將剛拔管的病人轉回專責病房，負責的醫療團隊壓力也很大，尤其那時專責病房也有插管病人需要照護，所以加護病房的護理師會抓時間輪流前來協助照顧病患。直到加護病房總床數擴充到三十三床，插管病人都能收進加護病房，醫療團隊才稍稍鬆口氣，不再提心吊膽。

「但是床數增加其實也有點怕，因為不曉得會不會開多少（床）來多少（病患），」楊佩儒仔細想了想說，還好大概六月中旬以後，病人增加的速度好像慢下來了，「終於有一點點看到曙光的感覺。」

善的循環

病人的大愛，更是從院內延續到院外，剖腹產孕婦康復出院後，拿出行動感謝醫護人員的付出；弱勢病人家屬捐出病故親人的補助金，幫助其他弱勢族群，是疫情中感人的「善的循環」。

臺北慈濟醫院第一例插管剖腹產的產婦陳小姐（第八章），感恩醫院決策正確，保全她與孩子，先生也感恩醫療團隊在他無法陪產、無法在醫院照顧太太和剛出生的女兒時，醫護團隊無微不至的照護，「心中的感動與感謝已無法用言語形容。」夫妻倆在接孩子出院時，拿出一個紅包交給趙有誠，希望這筆捐款能幫助其他確診病人。

臺北慈濟醫院收治的萬華染疫街友（第七章），病故時因親屬無力負擔喪葬費用，由院方代為處理後事，當時醫院社工師楊惠儀還告知街友的外甥女如何申請政府相關急難補助。原以為這件事就此結案，沒想到故事並沒有結束。街友的外甥女在領到死亡補償金後，聯絡楊惠儀，表示要以舅舅的名義捐出這筆錢。

考量外甥女經濟並不寬裕，楊惠儀告訴她，錢留著自己用就好。但外甥女說，從來沒有人告訴他們可以申請相關補助，何況舅舅的後事都是醫院出錢辦的，至少讓她回捐舅舅的喪葬費，用來幫助其他弱勢病人，也代表舅舅表達對醫院的感謝。

疫情期間，重症康復痊癒路漫漫，死亡沉重卻來得輕易，蘇文麟不時思索：「生命的意義到底在哪裡？」

隔離病房內，醫護人員的陪伴與關懷、每張病床上奮力求生的生命、正壓手術室迎來的新生命……醫護、病人、家屬、亡者、生者，每個人都彰顯了生命的意義，共同譜出動人的生命樂章。

蘇文麟更在疫情緩和後，一一親自拜訪在內科加護病房往生病患的家屬，一起追憶往生者，為每個失去至親的家庭，填補他們對往生家人住院時日的空白，減少家人的遺憾，在笑中帶淚的互道保重中，他鼓勵家屬向前行，也更堅定自己行醫的初衷。

第三部

打造防疫金鐘罩

在這波疫情大海嘯中，臺北慈濟醫院成為疫海中的救難基地，不僅搶救病患，更肩負守護社區的重責大任，承擔加強版集中檢疫所收治病情較輕的病患、開立社區篩檢站、在證嚴法師提示下以新北五處靜思堂做為社區疫苗施打站、運用證嚴法師智慧研發的淨斯本草飲輔助治療確診病患及保護醫院同仁、推動素食……以一道道防線，嚴防海嘯波濤衝進社區。

臺北慈濟醫院畫出五個工作區塊，同仁每天兵分九路上工，為社區打造防疫金鐘罩，以洪荒之力，遏阻病毒擴散，同時締造連兩年維持院內零感染紀錄。

第十章

承擔加強版集中檢疫所，白金不怕火煉

當飯店變身為收治確診病患的加強版集中檢疫所，等同一家小型醫療院所，防疫規格比照醫院。

——院長趙有誠

承接白金花園酒店時，很擔心附近居民抗議，沒想到不但沒有抗議聲，住戶還在窗戶張貼標語為醫護加油打氣、寫卡片感謝醫護人員為抗疫貢獻心力。

——白金副指揮官鄭敬楓

二〇二一年五月下旬，醫院及加強版集中檢疫所都已爆滿，但每天新增的本土確診個案仍居高不下，雖有「北病南送」政策，但考量南部醫療量能，雙北很多確診者仍留在家中等待通知，即使病情惡化送醫急診，也只能在急診等待病床，有人甚至是在臨時搭建的戶外區等待病床。指揮中心因而徵用旅館或飯店，做為「加強版集中檢疫所」，收容輕症病患。

飯店變身加強版集中檢疫所

一般防疫旅館住的是自海外入境、進行居家檢疫的民眾，加強版集中檢疫所則有醫護進駐，負有醫療照護之責，每一間集檢所由一所責任醫院進駐，臺北慈濟醫院負責的是新店的白金花園酒店。「疫情期間，做事情都是跟時間賽跑。」院長趙有誠說。五月二十六日確定承接白金花園酒店，五月三十一日就要收治輕症病患。然而醫院主管、全院同仁盡心的投入，以及慈濟志工無私的協助，短短幾天就完成集檢所的設置，所有準備工作統統就緒。

「當飯店變身為收治確診病患的加強版集中檢疫所，等同一家小型醫療院所，防疫規格比照醫院。」趙有誠說。收容確診病患，感染管制是重中之重，確定承接白金花園酒店後，除了透過平面圖了解酒店環境設施，他也在第一時間率相關主管前往白金勘察場地。白金有三棟建築物，其中兩棟相連，電梯也共用，用來收容病患；獨立的一棟用來做為工作團隊宿舍，包括醫護人員、支援的保警及飯店員工。

「我們先幫白金建立基礎的安全堡壘，」工務室主任楊明崇說：「依醫院感管中心的規畫，行進動線及電梯都區分感染區與非感染區，設置看板和動線標示，避免交叉感染；同時趕工必要設施，在白金地下停車場做出工作人員穿防護裝備的著裝區與更衣室、病患送達後的檢傷區以及篩檢區，還要布建管理所有住民資料的網路資訊系統，需準備的物資有四大類：防疫物資、醫療物資、資訊設備、文具用品。」

在白金趕工的同時，院內進行醫護人力招募，趙有誠調派徐榮源及鄭敬楓兩位副院長分任白金總指揮官及副指揮官，由徐榮源接手醫師人力調度工作。由於內科已無人力再支援白金，院方定調大外科系醫師支援白金，徐榮源連辦三場說明會，說明緣由及任務內容，他說：「三場說明會辦完，復健部主任馬上帶醫師認養值班。」

護理人力公開招募，院內其他科護理師報名踴躍，很快就募足人力；小型醫院也需要行政人員，由資訊室和醫事室等行政單位人員支援。

改裝完成的白金花園酒店有了一個新身分：「新店檢疫所」，飯店大廳設置指揮中心及醫護站，並有醫療組、衛生組、安全組、後勤組等任務分組，醫護人員進駐二十四小時輪值，房務仍由白金負責，供餐則由白金與醫院營養室合作，安全維護由派駐的保安警察負責。

臺北慈濟醫院也迅速而有系統的對工作團隊進行教育訓練，包括認識行進動線、進入感染區域注意事項、防護裝備應如何穿脫、病人送達後的處置流程等。

住民都是確診病患，清潔消毒工作馬虎不得。在醫院，當專責病房病人異動，整間病室都要全面清潔消毒後再收下一個病患；在白金同樣訂出嚴謹的清潔消毒流程，當有住民返家，支援清消工作的國軍全身防護進入房間進行消毒，時間都固定在上午，然後空房從下午靜置到隔天早上，旅館後勤組人員進入再清潔消毒一次，才安排新住民入住。在病人入住前，臺北慈濟醫院也特別安排所有工作夥伴接種第一劑珍貴的疫苗，建立基本防疫力，讓大家安心。

白金最大收容量是兩百五十人，五月三十一日開始收治病人，六月三日即住滿。

「新北衛生局事先已預告，第一天會送來一百多個病人，我們調派充分的醫護人力迎戰，」徐榮源說：「醫院聯絡窗口充分掌握救護車的車牌號碼、司機及救護員姓名、車子從哪裡開過來、送來幾人、病患性別年齡、大人還是小孩，以及預估到達時間。」救護車到達時醫護都已著裝完畢就定位，立即為病患檢傷分類。

五月三十一日下午一點十分起，救護車絡繹不絕送來確診病患報到檢傷，最多的時候六、七輛救護車同時到達。到晚上十點十九分，九小時送來一百一十一人，其中百分之十是重症，又馬上以救護車送回臺北慈濟醫院專責病房救治。

完善的醫療後送系統

「當時雖然指揮中心說集檢所主要收輕症，但送去的不只輕症病人。」趙有誠說。「其中有不少住不進醫院也不能再等的中症病患，所以才會第一天就後送十人回醫院。」徐榮源說。當時辦說明會，每一場都有醫師問：「如果病人在白金不治怎麼辦？」大家最擔心輪值時有病人身亡，因此病人送達後，正確檢傷分類非常重要。院方訂出檢傷流程及標準、從白金後送病患回醫院也有完善規畫，還好白金花園酒店離臺北慈濟醫院大約十分鐘車程，有利搶時間。

檢傷分類主要是檢查病患的血氧濃度及心跳等基本生理徵象，以及有沒有發燒、喘等症狀，研判病患是收於白金，還是必須後送回醫院。「一開始送過來的尤其要小心，」鄭敬楓說：「很多輕症確診者先留在家裡觀察，等到被通知送往集檢所時，已經在家等了八天十天，病程發展已跟剛確診時完全不同。」

一開始真的很緊張，鄭敬楓協助檢傷，身為小兒心臟科醫師，他從病人下救護車後的說話狀況可大概研判病情，不少人送來白金時非常虛弱，但當時醫院非常滿，「所以必須謹慎評估，有些病人還是得先在白金住兩天，等醫院有床時再送回去。」曾有一個病患下救護車後連路都走不穩，情況非常危急，馬上送回醫院，結果隔天就插管，再隔天就病故。

住民入住後，醫護人員每天按三餐固定和住民視訊通話問診關懷；同時請住民自行監測血氧濃度、心跳與體溫，定時回報，如出現血氧降低、心跳加速、發燒等症狀，視病情提供氧氣或安排後送回醫院，確保病人在白金的安全。住民常在醫護定時電話問候時問：「今天喉嚨有一點痰，要不要緊？」「今天胸比較悶，有沒有關係？」醫護都會了解情況耐心回覆。

除了病人自我健康管理，徐榮源也教導護理人員如何評估住民需轉出到醫院。整形外科主任盧純德支援輪值時，則細心將高危險群住民資料記錄在白板上，隨時監控修正狀況。

醫護在白金分兩班輪值，護理團隊是固定成員排班，支援醫師則視本院工作狀況排班輪值，每天去的醫師不同，「因此早晚交班非常重要，交班時醫師要一併交接需特別留意的個案。」徐榮源再忙，交班時間都會趕去白金，確認交班無疏漏。

「病人如果有其他不舒服，或是需要開慢性處方箋拿藥，我們就安排醫院醫師視訊看診開藥。」鄭敬楓說。「看中醫看身心科的都有，總計視訊看診次數逾四百次。」

由於需要病人自行監測血氧濃度，及時發現隱形缺氧，白金每個住民都有配發夾式血氧機——夾在手指頭上可測血氧濃度，也因此還發生有趣的事情。有天半夜，一個阿伯聯絡醫護人員，驚慌的說他血氧濃度只有五十六，鄭敬楓說：「請他拍血氧機的畫面給我們看，原來他反著看，把95看成56了！」一大半夜折騰這一遭，還好平安無事。

然而也有憾事發生。一個阿嬤帶著六歲小孫女一起入住白金，事情發生的那一天，醫護下午五點多聯絡阿嬤時並無異狀，但晚上七點半，小女孩的爸爸焦急聯絡醫護團隊，說：「女兒一直哭說阿嬤都搖不醒。」醫護趕緊上樓，衝進房間時看到阿嬤躺在床上，被子蓋得好好的，但陷入昏迷，桌上晚餐已經吃完，推測阿嬤飯後覺得身體不舒服上床休息。醫護一面以心肺復甦術急救，一面聯絡救護車將阿嬤送回醫院。

阿嬤是心臟病發，沒能搶救回來。她的兒子當時在新北另一處檢疫所隔離中，對於媽媽離世並沒有怪罪醫療團隊，但這件事讓鄭敬楓非常難過，也更加留意住民是否有慢性病的問題。

住民需求，使命必達

臺北慈濟醫院不只照顧住民的身體，也兼顧生活需求。所有病人入住時手機掃 QR Code 加入 LINE 群組，方便隨時與照護團隊雙向聯絡，有任何狀況、任何問題、任何需求，都可以提出。

很多住民是突然接到衛生局通知，才知道要上救護車，來不及準備行李或匆促之間準備不全，入住白金後，開始聯絡親友送所需物品到白金，因此護理師還兼宅配人員，每天為住民送貨兩次，而且深怕自己會忘記有哪些任務，還做小抄貼在隔離衣上。

如果沒辦法由家人備妥所需物品送到白金，工作團隊就會提供協助，「同仁使命必達，就像哆啦A夢，口袋裡隨時都能掏出對方需要的東西。」趙有誠說。

「有些東西是團隊事前想不到要準備的。」五十五天都坐鎮白金的鄭敬楓說，像確診的年輕媽媽帶著小寶寶一起入住，房內沒有嬰兒床，媽媽需要床欄圍在床邊防止小寶寶掉下去，還需要奶瓶、消毒鍋，「同仁火速找來這兩項物品送進房內給媽媽用。」還有年輕媽媽餵小朋友吃飯及幫小朋友洗澡時需要小板凳，也第一時間提供。

採買是最頻繁的任務。白金開始收病人沒多久，工作團隊即發現不少住民有購物需求，買泡麵、手搖飲、零食、生活用品、衛生棉……「我們因此成立一個機動組，成員包括營養部、院長室及人文室的同仁，負責採購，」主祕喬麗華說，住民指定特定口味的泡麵或手搖飲如珍珠奶茶都不難解決，「但要求買菸就真的做不到，一來房內禁菸，二來醫院當然不鼓勵抽菸。後來跟住民討論出折衷辦法，幫他買尼古丁替代品。」

還有一個病人令機動組印象深刻，他在入住後反映房間好冷，冷氣調小後仍覺得冷，加上他習慣穿長袖衣服睡覺，詢問可否請家人送衣服到白金。考量從確診者家中送物品到白金，可能把病毒也送進來，「我們詢問他衣服尺寸，買來符合他需求的衣服，病人要給錢，我們說這是醫院的一點心意。」喬麗華說。

「我們也幫小住民慶生。」鄭敬楓說。白金運轉期間，剛好有幾個小朋友生日，照護團隊特別準備生日蛋糕，祝小住民生日快樂、健康平安。其中滿一歲的鍾小妹妹生日當天，團隊還準備抓週物品讓她抓週，小妹妹開心，家長也好驚喜，沒想到隔離中孩子仍能有抓週儀式。

祝禱、院長播音，安住民的心

「讓住民安心，也是工作重點。」趙有誠說。當時太多病人需要安置，對於入住集檢所的住民，依指揮中心規定，沒嚴重症狀七日解隔，直到確診個案成長趨緩，才改為住滿十四天解隔。雖然住民入住後可預估解隔時間，但住民仍有很多不安，包括對自己病情的焦慮、被隔離心理上的不適、對被送到其他檢疫所家人的擔憂等。

因此，住民心情鬱悶想找人說話，絕對有人陪聊；每天中午白金還有固定的祈禱時間，由在場位階最高的醫院主管帶領工作團隊所有成員，包括醫護、警察、房務、清潔人員，以及所有住民，不分宗教，大家一起虔誠為自己、為家人，也為臺灣社會早日度過疫情風暴祈禱。

「大家晚安，我是慈濟醫院院長趙有誠，祝福大家明天會更好，我們的心都能平靜，身體會更健康……。」每天晚上趙有誠也到白金，透過播音系統為全體住民加油打氣，透過房間牆上收音器播放，所有住民都可聽到。

相較於若干集檢所只有醫護各一人進駐，住民大嘆無人聞問，白金花園酒店有堅強的醫療團隊，院長還每天表達關懷，讓住民覺得很受用。還有住民期待每晚院長的播音時間，一個年輕爸爸與小女兒解隔離開時，小女孩童言童語說：「牆壁上每天有一個阿伯跟我講話，我要謝謝他。」令人莞爾。

五十五天圓滿，功成身退

白金花園酒店於五月二十九日展開收治病患的前置作業，隨著疫情趨緩，在七月十六日停止收治新個案，七月二十二日送走最後一個住民清零，總計五十五天。

「從五月三十一日起，白金總共收治五百九十四個住民，其中將近四分之一、一百四十四個住民送回醫院診治。」功成身退之際，趙有誠最欣慰的是所有住民都平安、所有工作人員包括醫護、飯店員工、員警，都沒有人染疫，「進駐白金前，白金從董事長、飯店主管到員工都忐忑不安，我告訴他們，臺北慈濟醫院一定確保大家平安。我們做到了，沒有失信。」

七月二十一日，新北市衛生局、白金花園酒店及臺北慈濟醫院共同舉辦「任務解除會議」，互道感恩與祝福，將近兩個月的時間，來自不同單位的團隊成員從陌生到熟悉、從磨合到默契十足，建立起如同家人般的感情，現場離情依依。

「加強版集中檢疫所是多團隊的合作。」包括趙有誠、徐榮源、鄭敬楓、吳秋鳳印象都非常深刻的是，在進駐前的工作團隊會議上，保安大隊員警直言請醫護收起知識分子的傲慢、尊重他們的專業。當時大家一頭霧水，後來才了解，疫情爆發後，保警在各地支援執勤時有過不少不愉快。

有的集檢所事先規劃不完備，開始收病人後還在更改出入動線，造成員警執勤困擾；有的醫院派駐集檢所的醫護人力不足，員警往往要承受住民的抱怨及怒氣；還有集檢所在收到住民親友送行李或物資時，要求員警送上樓，這非員警任務，他們也不能擅離工作崗位。然而支援白金，可說警民一家親，保警盛讚臺北慈濟醫院非常專業，合作非常愉快。

「保警在安全維護上幫了很大的忙。」鄭敬楓說，常駐白金的員警分三班輪值共十五人，他們以之前派駐其他檢疫所的經驗提醒大家要注意哪些事情，比如要留意住民攜帶物品及入住後家屬親友送來的物資，他們過去曾發現毒品，所以要送去給住民的物品，都先請員警打開查看有沒有刀片、打火機等危險物品。而電話聯絡不上住民時，不知是住民溜出房間還是身體不適無法接電話，護理師得趕緊拎著急救箱，警察則拿著盾牌陪同上樓，隨身保護護理師安全。

白金的員工也表達心聲，「一開始真的會害怕，」白金的房務部經理陳堃琳感謝臺北慈濟醫院的教育訓練、在職訓練，「讓我們順利完成任務。」

「承接白金花園酒店時，很擔心附近居民抗議，沒想到不但沒有抗議聲，住戶還在窗戶上張貼標語為醫護加油打氣，或送飲料及補給品到白金、寫卡片感謝醫護人員為抗疫貢獻心力，讓我們好感動。」鄭敬楓說。醫院能回饋的，是請救護車送病患快抵達時關掉鳴笛，避免吵到居民，同時守好白金，不讓病毒擴散出去。

企劃室人員陳怡霖特別為五十多天的白金光陰作詞譜曲，寫成歌曲「愛在白金」，在任務解除會議上，鄭敬楓拉小提琴、陳怡霖彈奏吉他演唱這首歌。公共傳播室也剪輯回顧影片在現場播放，大家重溫五十多天來工作的點滴，在大家的歡笑與淚水中，為這個特別的任務畫下圓滿的句點。

白金抗疫點滴

第十一章
守衛社區，織起綿密保護網

我們多幫一個人打疫苗，可能就多救一條人命；每多注射一劑疫苗，臺灣離群體免疫又往前一步。

——院長趙有誠

很多科醫師都報名支援打疫苗的任務，雖說隔科如隔山，但支援疫苗施打，身為醫師的我們當然能做，也應該要做。

——影像醫學部主任許元昱

白金花園酒店只是臺北慈濟醫院守衛社區安全的一個作為，身為急救責任醫院，疫情期間，臺北慈濟醫院的責任不僅是照顧確診病患，還肩扛守護社區安全之責，「疫情期間，我們有五大工作區塊，」院長趙有誠說：「收治確診病患的專責病房、收治其他疾病的一般病房、收治輕症的白金花園酒店、社區篩檢、疫苗接種，前兩塊在院內，後三塊在院外。」

每天，醫護兵分多路上工，支援院外勤務的人員一早在醫院大門前集合，趙有誠不厭其煩叮嚀提醒注意事項，為大家加油打氣，送同仁上車，好幾輛車載著醫護人員及物品奔赴不同目的地。那時如果用空拍機從醫院上方往下拍，就可以看到蜿蜒行進的路線有如織網——臺北慈濟醫院動員龐大人力，為社區織起一張綿密的保護網，防範疫情再擴大。

社區篩檢站攔截病毒，為社區築防火牆

五大工作區塊中，社區篩檢站可說是社區的第一道防線，找出潛藏的確

診個案，「就好像為社區築起防火牆。」趙有誠這樣形容。

其實早在二〇二〇年新冠肺炎疫情進到臺灣後，臺北慈濟醫院就在急診室外搭建帳篷式篩檢站，疑似個案在戶外篩檢站採檢，不進急診室，以防院內感染。二〇二一年五月疫情大爆發後，確診個案激增已讓各醫院焦頭爛額，許多民眾擔心自己被感染，湧入戶外篩檢站要求採檢。

「篩檢站塞爆了，不但群聚風險高，也超出急診負荷。」趙有誠表示，由於新北是疫情熱區，新北市政府委託臺北慈濟醫院設置社區篩檢站，讓有活動史、接觸史、疑似症狀等，相對風險較高的民眾及早接受篩檢。「社區篩檢不能跟急診混在一起，需要一個相對乾淨的環境。」趙有誠說。醫院利用面對大門左側建築物的走廊空間建置全新的社區篩檢站，工務團隊及來自中永和及板橋的慈濟志工率領工班夜以繼日，趕工兩天兩夜，施作隔間、安裝空調及照明，給採檢醫護及民眾不受天候影響的寬敞空間，每天提供兩、三百個名額。

社區篩檢站六月一日啟用，第一天服務一百七十八名民眾，其中一名快篩陽性，「有效發揮攔截病毒的功能。」趙有誠說。

篩檢站的人力，由耳鼻喉科及牙科醫師支援，「篩檢站施工的同時，我們就開始訓練醫師如何做出標準的篩檢。」從鼻腔取樣拭子要戳多深、從咽喉取樣要探多深都要知道，不但採檢技術要達標，還要減少病人的不舒服。

但有人天生對異物進入體內敏感，這時技術再好也沒轍。趙有誠說了一個小故事，社區篩檢站服務對象也包括自家醫院高風險醫護人員，包括專責病房、加護病房，以及急診室醫師、護理師，每星期都必須被戳一次鼻子採檢，「我們有個護理同仁非常害怕戳鼻子，每次採檢都請同事務必固定好她的頭，免得她閃避影響採檢，每次採檢完她都淚眼汪汪，然而下星期還是勇敢的到篩檢站報到。」

而那時為服務社區民眾，臺北慈濟醫院也開辦免入院視訊門診，以及在醫院大門外設立「得來速」掛號批價及領藥窗口。此外，為社區民眾施打新冠疫苗，是保護社區的希望工程，「我們多幫一個人打疫苗，可能就多救一條人命；每多注射一劑疫苗，臺灣離群體免疫又往前一步。」趙有誠期待以拉高疫苗施打能量，將疫情控制在一定範圍內。

五個靜思堂成為疫苗接種站

如果說社區篩檢站是為社區立起防火牆，為社區民眾施打新冠疫苗則是為個別民眾穿上一層保護衣。隨著施打人數不斷增加、疫苗覆蓋率不斷提高，由「點」串成「線」再連成「面」，也有如為社區覆蓋上一層阻擋病毒進入的防護膜。

「自二〇二一年三月二十二日，院內在地下一樓的『淨如琉璃區』就設了疫苗接種區，為醫護及有特殊需求的民眾施打；後來市政府規劃廣設社區接種據點，證嚴上人表示新北五處靜思堂都可以做為施打據點，」趙有誠說，疫情爆發之初，一般民眾沒有疫苗可打，疫苗到貨後，政府規劃從高齡長者開始施打，高齡族群必須考量出門的安全問題，「靜思堂再適合不過，場地夠大也夠安全，慈濟也有足夠的志工可投入安全維護。」

新北五處靜思堂分別位在新店、雙和、三重、板橋、蘆洲。事前院內很多主管並沒有料到，承接了白金花園酒店來做加強版集中檢疫所之後，趙有誠又包攬了這麼大的工程。很多主管到現在都清楚記得，二〇二一年六月六日星期天上午，醫院每天例行召開的防疫會議結束後，趙有誠說中午要加開一場會議，討論協助中央跟地方政府打疫苗，以靜思堂做為社區疫苗注射場地的事情。

「什麼？又有新任務？」是那天接到開會指令的主管第一個反應，但沒有時間多想，工作就已展開。那天中午，大家與負責管理新北五個靜思堂的慈濟師兄師姊會商靜思堂設為社區接種站的規畫，會後趙有誠立即帶師兄師姊到臺北慈濟醫院地下一樓，了解院內注射疫苗的動線規畫及作業流程。

「在五個靜思堂為社區民眾注射疫苗，挑戰很大。」護理部主任吳秋鳳說。那時只知第一波施打對象為八十五歲以上長者，預計六月十五日開打，這麼短時間內就要把五個靜思堂設置為疫苗接種站，真不是簡單的事。

那天下午，吳秋鳳立即到蘆洲及板橋的靜思堂看場地，隔天再看新店、雙和及三重的靜思堂，與慈濟師兄師姊討論場地如何布置，包括出入動線、設置報到區、疫苗施打區，以及架設資訊系統。準備事項繁多但時間卻很短，而且這不是醫院跟靜思堂講好怎麼做就可以，還必須與公部門溝通聯繫，市政府也認可醫院的安排及做法才行。

「我派優秀、成熟的護理部督導到每個靜思堂擔任現場負責人，」吳秋鳳說，打針地點不在醫院，院外資源相對少，「出去的同仁成熟度要夠，必須了解所有作業流程、能掌控全場、處理突發狀況。」護理督導是優秀護理長升任，有護理資歷也有行政歷練，經驗豐富，有能力應對各種狀況。

號召全院人力支援疫苗施打

「其實社區疫苗施打，難的不是事前規劃及物資準備，而是五個據點的人力需求非常高。」吳秋鳳指出，一個醫師、兩個護理師及三個行政人員是一條施打線最基本的人力，如果每個靜思堂都開四條動線，至少需要四個醫師、八個護理師、十二個行政人員，此外一個靜思堂還需要一個藥師。而院內原本的疫苗施打不能停，依然得照常運作。

六月上旬疫情尚未緩和，院內專責病房與集檢所白金花園酒店幾乎都滿床，醫護人力緊繃，怎麼「生」出人力？「當時醫院常規醫療服務降載，院方號召全院可幫忙的同仁前來。」吳秋鳳說。結果反應出乎意料的熱烈，所有單位都報名，「我們最擔心的人力問題很快就克服了。」每個單位還自行調配人力，多少人在院內顧本業、多少人去靜思堂支援疫苗施打。

那時小兒科、皮膚科、影像醫學部、復健科、核子醫學科、整形外科、神經外科、骨科、小兒外科、神經內科、耳鼻喉科、放射腫瘤科、職業醫學科、家醫科……很多科醫師都報名支援打疫苗的任務。影像醫學部主任許元昱看到醫院徵求醫護支援靜思堂打疫苗的信件，號召科內醫師報名參加，「雖說隔科如隔山，但支援疫苗施打，身為醫師的我們當然能做，也應該要做。」他說。

「行政部門也報名踴躍，」企劃室主任游麗穎說，行政人力主要負責以電腦登錄民眾填寫的個人資料、用健保卡查核施打疫苗紀錄，行政人員同時得兼指導功能，告知民眾接種程序及步驟，「幾乎醫院各行政部門的主管都率同仁前去支援。」

工作人員名單出來後，每個靜思堂的負責督導自行搭配作業團隊排班表，「面對這個戰役，不是只有少數單位投入，而是全院都動起來了。」主祕喬麗華說。人資部認養板橋靜思堂行政作業，財務部包下蘆洲靜思堂，「沒有一個行政主管是空下來的，即使假日也願意拋夫棄子到第一線去。」

宇美町式打法保障長者安全

第一批施打對象是八十五歲以上長者，如何讓長者施打順暢、出入安全，是規劃作業另一個重點。吳秋鳳說：「我們在討論施打作業時有一個共識及默契：盡量減少長者移動，包括如何縮短等候時間、讓長者感覺被尊重、被關懷。」加上那時各地打錯疫苗事件頻傳，或打錯劑量，或打錯廠牌，「大家都很緊張。」

開打前夕，吳秋鳳看到日本醫護人員為民眾打疫苗的影片，影片中只見打疫苗的現場整齊擺放多排座椅，等著打疫苗的民眾坐在椅子上不動，動的是醫師、護理師，他們坐在有滑輪的椅子上，逐一為每張座椅上的民眾注射疫苗，這種方式叫「宇美町式打法」。

吳秋鳳看過影片後，覺得這種打法非常適合長者，跟督導討論要不要試試看，督導都覺得可行，再跟醫師溝通，達成共識後跟院長報告，隨即展開「宇美町式打法」的準備工作。

民眾不動醫護動，必須有足量的滑輪車跟滑輪椅給醫護使用，那天是六月十四日，隔天就要開打了，短時間內如何準備這麼多的椅子跟車子？放置疫苗、注射針筒、酒精、消毒棉花等醫療用品的護理車，緊急向院內醫療降載的單位借用，「滑輪椅有沒有辦法自製？」吳秋鳳知道總務室的「環保大師」陳志銓平日會回收報廢器材還可用的零件，或許可以趕製一批。

「我聯絡上志銓時，他已下班在回家路上，一聽我說，立即調頭趕回醫院為護理部客製宇美町式打法醫護需要的滑輪椅。」做好後，醫院人文室主任鄭翔協助載運到五個靜思堂。

不到十天的時間，臺北慈濟醫院完成內部準備及外部溝通協調，六月十五日，雙北升三級警戒滿月，新北市五處靜思堂同步展開社區疫苗施打作業，每日施打能量新店靜思堂約六百人，雙和、板橋、三重靜思堂各約五百人，蘆洲靜思堂是四百人。

為長者打疫苗發生不少趣事。一個九十四歲的阿嬤告訴醫護人員她過生日，團隊當場齊唱生日快樂祝福她，阿嬤笑咪咪，開心的唱日本歌曲給團隊聽。有的長者對打疫苗又期待又怕受傷害，聽過醫師專業說明才安心。

神經科主治醫師蕭振倫遇到一個阿公說，阿嬤也很想打疫苗，但她心臟放了支架，在家一直煩惱能不能打。阿公問蕭振倫能不能跟阿嬤通個電話讓阿嬤安心，蕭振倫馬上用電話為阿嬤釋疑，阿公打了疫苗，又解決了難題，開開心心離去。

許元昱則是遇到一個老太太非常緊張，拿出一堆藥包說：「這是高血壓藥，這是心律不整的藥，這是吃失眠的，我這麼多毛病打疫苗會不會怎麼樣？我以前骨折左手有打鋼釘，我這麼瘦，針打下去會不會打到鋼釘或是我的骨頭？」

陪同老太太前去打疫苗的女兒說，媽媽知道今天要打疫苗，前一天晚上擔心得睡不著覺。許元昱詳細了解老太太的病史及用藥紀錄，專業評估老太太打疫苗是沒有問題的，才終於放下不安的心接種疫苗，「問診打針對醫師而言是工作上的小事，但對有些民眾來說是能讓他們安心的大事，醫師能用自身的專業讓對方安心，或許就是對這場疫情的小小貢獻。」他覺得支援打疫苗非常有意義。

未雨綢繆，注射疫苗就給四顆退燒藥

靜思堂注射疫苗廣受好評，不但公部門大力肯定臺北慈濟醫院的效率及品質，前去接種疫苗的民眾更稱許院方貼心。宇美町式打法讓長者原地完成看診、注射與留觀，廣受長者及陪同家屬稱許；現場也貼心設置愛心接種區，方便坐輪椅的長者就定位後，原地完成看診、注射與留觀，減少坐輪椅長者的移動，對行動更不方便者還進一步提供「得來速」服務，長者不必下車即可完成疫苗接種。

醫護全副武裝，為了讓民眾知道「誰幫我打疫苗」，公傳室製作印有姓名及照片的斗大名牌讓醫護掛在胸前，方便民眾辨識，也拉近醫護與民眾距離。此外，發給每個注射疫苗的民眾四顆退燒藥，是臺北慈濟醫院為社區民眾施打疫苗很特別的做法，大受民眾稱許。

「我們一開始就決定這樣做，民眾接種疫苗後如果有發燒、肌肉痠痛等副作用，馬上有藥可緩解不舒服，」趙有誠說，不然人已經非常不舒服，還要到醫院掛號看診甚至掛急診，太折騰，「所以我們直接由藥師免費發給每人四顆退燒止痛藥回家備用。」

六月十五日到八月二十日，新北五處靜思堂社區疫苗施打作業，平均每天動員二十二名醫師、四十二名護理師、五名藥師、一百七十一名行政人員，與公部門及一百五十六名慈濟志工，一起為社區民眾接種疫苗，總動員人次達一萬六千人次，再加上臺北慈濟醫院之前已展開的疫苗施打作業，疫情前後院內院外疫苗總施打量達三十四萬八千一百五十五人次。

趙有誠說，醫院是社區的一部分，醫院與社區之間人群是流動的，守住醫院，病毒不從醫院擴散出去，社區就安全；反過來也一樣，守住社區，及時找出確診者以及降低居民被感染的機會，醫院才安全，同時也減輕醫院照護的壓力。

在疫情海嘯中，臺北慈濟醫院可說以洪荒之力，遏阻了疫情的蔓延。

第十二章
淨斯本草飲及茹素，抗疫兩大助力

服用了淨斯本草飲，肺部發炎改善的幅度，普遍優於未使用的對照組。

——急重症管理中心主任吳燿光

白金主廚做的素食餐點都好好吃，而且可以客製，從小朋友喜愛的布丁、阿嬤想吃的麵線、阿公要喝的熱湯，都有求必應。

——營養科主任吳晶惠

飲食乃民生大事，在臺北慈濟醫院對抗新冠肺炎的戰疫中，「飲」——淨斯本草飲與「食」——素食，也是重要助力，不只用於醫院，也推廣給社區民眾做為「防身武器」，是為社區打造防疫金鐘罩的軟實力。

「淨斯本草飲是在證嚴上人指示下研發出來的防疫複方茶飲，疫情高峰期，我們拿來輔助治療重症病患有很好的成效，民眾飲用也可以提升防護力。」院長趙有誠說：「科學研究證實，吃素可降低新冠肺炎重症機率，疫情期間醫院加大推廣素食的力道，期盼社會大眾歡喜茹素增加身體抵抗力，也藉減少殺生為臺灣社會祈福。」

證嚴法師的智慧及愛心：淨斯本草飲

二〇二〇年臺灣出現新冠疫情後，證嚴法師指示慈濟醫療體系研發防疫中藥，提示可從古時瘟疫發生時，庶民常用的辟邪草藥如艾草、抹草為研發方向。花蓮慈濟醫院研發團隊梳理多種中草藥成分，選擇有宣肺化痰、利濕清熱功效的八種臺灣本土中草藥：艾葉、魚腥草、魚針草、麥門冬、桔梗、甘草、紫蘇葉、菊花，製成「淨斯本草飲」防疫茶飲。

研發團隊經基礎研究、細胞研究，證實飲用淨斯本草飲可預防新冠病毒感染後入細胞及對抗老化相關慢性疾病，積極推廣給民眾日常保健；另動物實驗驗證，喝了本草飲系列產品的染疫實驗鼠，被感染的情況比較輕微。

淨斯本草飲分有茶包及濃縮液兩種型態，茶包以開水沖泡或煮開，若是疫區沒有乾淨的水，則可直接服用濃縮液。二〇二一年本土疫情爆發，確診者眾，花蓮慈濟醫院和臺北慈濟醫院以淨斯本草濃縮液為病人進行中西合療。臺北慈濟醫院發現在中重症患者，除了症狀減輕還可降低百分之五十一的插管率。

「這波疫情，臺北慈濟醫院收治病患眾多，我們向院內人體試驗審查委員會申請進行淨斯本草飲臨床試驗，獲得委員會通過。」趙有誠說。這項由急重症管理中心主任吳燿光負責的試驗，程序嚴謹、結果可靠，臺北慈濟醫院在二〇二一年六月二十六日舉辦的「新冠病毒感染醫療照護學術研討會」

中，由吳燿光主講「使用淨斯本草飲的治療經驗」，與醫界分享心得。

「我們取得病患同意後，分為實驗組與對照組進行，共有兩百六十位病人參與這項臨床試驗。」吳燿光說。實驗組病患採中西合療，在西醫照護之外，一天服用三次淨斯本草飲濃縮液，對照組則以西醫常規照護，之後評估兩組病患的發炎指數、病毒量、住院天數，發現服用本草飲病患的發炎指數與病毒量，與對照組相比都下降，也沒有產生副作用。這個臨床觀察的研究成果，也發表在二〇二一年知名國際期刊《營養學尖端》（*Frontiers in Nutrition*）上。

由於證嚴法師希望疫情蔓延時，一般社會大眾能方便取得淨斯本草飲，師父們都加緊工作。臺北慈濟醫院進行的臨床試驗，證明淨斯本草飲對新冠肺炎發揮輔助治療的功用，而且安全性高，趙有誠指出，實驗組的病患病情比對照組還嚴重一些，但服用了淨斯本草飲，肺部發炎改善的幅度普遍優於只用標準西藥治療的對照組病患。

吳燿光以實驗組一名六十三歲男病患為例，他五月底從外院轉入臺北慈濟醫院，入院時X光顯示他肺部浸潤嚴重，當時依治療指引用藥，以及讓他使用HFNC，病患也同意服用淨斯本草飲。一週後，他肺部X光白霧情況有了大幅的改善，六月十三日停止使用HFNC，持續中西合療，病患六月十五日的肺部X光呈現變得乾淨的肺，採檢核酸檢測呈陰性，六月二十日病人開心出院。

為病患客製隔離餐

疫情期間，住院病患除了服用治療藥物，三餐也很重要。一來進食關係患者營養與體力的恢復，二來病患因被隔離，多數時間孤伶伶一人在病室內，護理師送餐成為他們期待的時刻，要是飲食內容符合心意，還能帶來好心情。由於臺北慈濟醫院只供應素食，病患不一定吃得習慣，為此營養團隊費盡心思在備餐供餐上。

疫情爆發後，醫院常規醫療服務降載，「很多人問，營養師應該很閒吧?因為要吃飯的人變少了。」營養科主任吳晶惠說，跟大家想的相反，營養師反而更忙，「因為病人的三餐，都要依照他們的飲食喜好跟禁忌調整，一一客製隔離餐。」她解釋，病人被隔離已經心情鬱悶，而且忐忑不安，不曉得自己的病情會不會惡化，「我們準備餐點多用點心，病人至少不會吃到不喜歡的食物，心情也許會好一點。」

她說，二〇二〇年醫院收治確診病患時就這樣做，每個病人有搭配的營養師，一對一負責了解病患對醫院餐點的意見，有沒有需要改進之處，包括供應量夠不夠、能不能吃飽、是否有不吃或不喜歡的菜色等等，努力推廣素食。的確也有從不吃素的病人，驚異素食竟然也可口美味，對素食大為改觀。二〇二一年收治確診病患，也採同樣的供餐模式，「我們在病患吃第一餐後就會詢問吃得習不習慣，把每個人的飲食喜好跟禁忌記在餐條上，第二餐起就針對個人需求做調整，接下來幾乎就沒有人抱怨了。」

然而，二〇二〇年全年只收治十七個確診個案，又多是年輕人，用 LINE 即可聯絡溝通；二〇二一年這波疫情收治病人多，即使重症病人只能鼻胃管灌食，需正常供餐的病人仍不少，而且老弱婦孺都有，老人家多半牙口不好甚至牙齒掉光光，有些長者不會使用3C產品，無法用LINE聯絡，必須電話逐一確認他們的飲食需求；病人中還有孕婦、產婦、學齡兒、學步兒，甚至有剛出生的小寶寶，客製隔離餐要花非常多時間。

「配膳時，同仁逐一按照餐條內容核對每個床號的餐盒，取出病患不愛吃的食物如苦瓜，換成病患喜愛的菜色。」吳晶惠說。高峰期動輒上百個餐盒，工作量很大。供膳營養師分兩班上班，早班是早上五點到下午三點，但大家往往清晨四點就定位，開始準備早餐。

除了一視同仁客製三餐，也為特殊病患量身打造餐食，比如提供產婦月子餐、為小朋友特製快樂兒童餐。

這波疫情臺北慈濟醫院共有六個染疫孕婦生產，在如此情況下生產原本壓力就很大，產後醫院又只供應素食，吳晶惠說：「如何讓她們吃得安心，覺得有坐到月子，是我們這次的考驗。」

「我們會考量產婦的營養需求，再依個人飲食喜好調整餐點。」讓吳晶惠印象深刻的是一個生第三胎的媽媽，因為生子「到此為止」，後面不再生了，懷孕時她立志這一胎要好好坐月子。沒想到確診被送到臺北慈濟醫院，只供素食，產後完全沒有她滿懷期待的麻油雞等傳統月子餐，讓她非常失落，也擔心吃素影響乳汁分泌，寶寶吃不飽。

「剛好我們有個營養師剛生產完，就請這位同仁跟產婦說明，我們將如何調配她的餐食內容，確保有足夠營養。」考量媽媽有泌乳需求，每一餐除了餐盒，還提供很多湯湯水水如芝麻糊、杏仁湯、枸杞紅棗茶等飲品，而產婦也發現，吃素乳汁分泌一樣充足，沒有餓到寶寶。

大人對吃素有一定的忍耐力，小朋友則不然，有年輕媽媽反映小朋友都不吃飯，「我們以提供小點心像是優格、養樂多、布丁等，比較特別是到了星期六、星期天，我們就幫小朋友準備快樂兒童餐，有披薩、義大利麵、薯條。」吳晶惠說。其實一樣是素食，但小朋友都很開心、很期待。如果遇到小朋友生日，還會準備蛋糕，「準備小朋友的餐食，有時候必須把糖分、熱量的控制放在第二位，以小朋友的心情優先。」

「但是從營養角度，我們也需要小安素之類的兒童營養補充品，」吳晶惠說：「我一家一家營養品廠商打電話，說明醫院收了很多確診病患，如果公司有庫存的即期品，能不能捐給醫院供病人使用，一起照顧確診病患。」

吳晶惠聯絡的這些廠商幾乎都一口答應，並且很快將產品送達，「我們提出需求量，廠商幾乎毫不打折全數供應，而且送來的不是即期品，離保存期限都還很久。而且不只提供小朋友的營養補充品，也有糖尿病等特殊病人使用的營養品，真的很感謝這些廠商。」

全國唯一全素食集檢所

在臺北慈濟醫院，鬧脾氣不願吃素食的多是小朋友；但在加強版集中檢疫所白金花園酒店，對素食有意見的還包括大人。

身為佛教醫院，慈濟醫院提供住院病患素食餐點，美食街店家也只賣素食，醫院的病患理解也能接受。然而白金花園酒店供餐比照醫院一律供應素食，不少住民錯愕驚訝。有人忍耐，反正等隔離期滿就可以「解禁」，有人以各式各樣的理由要求吃肉，醫院主管見招拆招、一一化解，最後更以一項國際對於素食的研究，讓所有住民欣然接受素食。

「一開始跟白金主管商討工作內容時，我們就提到必須吃素，」主祕喬麗華說：「當時他們都愣住了，疑惑『這樣還有人要來住？』我們告訴他們，只怕你們房間不夠，不怕沒人住。」原本醫院擬了兩個方案，一是白金廚房自己供餐，但不知他們願不願意、做不做得到，因此第二個方案就是每天由醫院廚房做好便當送到白金。

「沒想到白金樹董事長說，如果廚房不供餐，員工就沒工作沒收入，他們願意負責供餐。」當天下午，原本負責婚宴的主廚陳興中即率員把冰箱中的葷食食材全數打包移出，清空冰箱並大清洗，為採買素食食材做準備。吳晶惠和營養師李盈瑩進駐白金，與主廚商討菜單，提供住民及工作團隊營養美味的素食餐點。

不少確診者住進白金後，發現第一餐是素食，紛紛打電話反映「送來的是素便當，送錯了吧！」得知白金只能吃素更是一片哀嚎，不少人發出「我要吃肉」的吶喊。

「白金的餐不必營養科負責，但我們還是有任務，就是幫忙搞定意見多多的住民。」吳晶惠說。有一個阿公入住的第一天，在另一個檢疫所的兒子按三餐打電話詢問爸爸用餐情況，第二天兒子又打電話來時，剛好吳晶惠在場，護理師向她求救，她幫忙接電話了解情況。

「這個阿公餐餐都要吃肉，又挑食，平日都是由兒子料理三餐。他跟兒子說在白金沒肉吃，兒子希望能破例提供肉食給爸爸。」吳晶惠跟對方說明這裡實在無法供應葷食，並與對方討論解決之道，找出阿公能吃也願意吃的東西。「我問豆腐可以嗎？兒子說爸爸願意吃豆腐，但有特定的料理方式。」兒子一個步驟一個步驟告訴吳晶惠怎麼煮，主食則可提供炒飯，也說明怎麼炒爸爸才願意吃，「還交代一定不能放三色豆。」最後兒子說，爸爸牙口不好，可不可以每餐都給他一碗熱湯配飯吃，「我們告訴他當然沒問題。」白金主廚也全力配合，解決了這個難題。

另有一家人因家庭群聚感染收治於白金，家長經常打電話到護理站抱怨為什麼只供應素食，有一次又打來時，白金總指揮官徐榮源剛好在場，便接起電話。

「對方說吃素沒營養孩子長不高，自己身體也多處有毛病，說了一連串病名，總而言之就是他不能吃素。」徐榮源與對方「過招」時，營養師在旁不斷遞紙條獻策，提示告訴對方可吃哪些食物，比如胃不好可以吃麻油麵線顧胃，「當對方說麻油麵線可以時，護理師都開心鼓掌。」徐榮源是腸胃科醫師，索性也開胃藥給這個住民，總算讓他安心了。

為身心注滿抗疫能量的美味素食

「我們告訴住民，在這裡，白金的主管員工、臺北慈濟醫院的醫護團隊，還有警察大哥，所有人都陪著你們吃素，為你們祈福。」趙有誠說：「慢慢的，不但抗議聲音小了，反而多了很多感恩的留言及信件。」

「剛好六月出刊的英國醫學雜誌《*BMJ Nutrition, Prevention & Health*》有一篇研究報告，」白金副指揮官鄭敬楓說：「這個研究蒐集了六個歐美國家兩千八百八十四名醫護從業人員不同的飲食習慣，包括素食、魚素主義、葷食。」研究分析發現，一旦染疫，茹素者可降低百分之七十三發生重症比例，但葷食者反而會增加重症比例。「這篇報告來得真是時候，」鄭敬楓整理研究內容，由醫院設計成單張衛教宣導品，包在餐盒上送進房間給住民，「抱怨吃素的聲音統統消失了。」

「原本我們擔心一向做葷食的廚房能不能做好素食，沒想到餐點都好好吃！」吳晶惠說，而且白金主廚好厲害，住民有特別想吃的東西，完全可以客製，從小朋友喜愛的布丁、阿嬤想吃的麵線、阿公要喝的熱湯，有求必應，「提什麼他們都說好，而且馬上生出來給我們，沒有第二句話。」遇到小朋友過生日，廚房也特別製作蛋糕給小壽星。

吳晶惠說，原本擔心派駐支援安全維護的警察弟兄不習慣吃素，也會有意見，沒想到其中一位警察大哥已茹素四年。他跟同僚分享吃素有精神變好的好處，還有他吃素怎麼把肌肉練起來，「他也建議備餐時，多準備水煮蛋或是荷包蛋，可以增加飽足感，白金廚房就用布丁杯裝水煮蛋，想吃幾個自己拿。」

住民最多住十四天就解隔返家，工作人員卻是長期駐守白金，怕大家吃膩，白金廚房極力變化菜色，也不時供應各種甜點，非常照顧工作團隊的胃。任務結束時，保警們不但體會素食之美，還直呼胖了好幾公斤。

飲食，為身心注滿抗疫能量，收容病患的場所病毒不外溢，也確保了社區的安全。

第十三章
締造院內零感染紀錄

執行感管業務像是走鋼索，戰戰兢兢向前行，一刻都不能鬆懈。

——感染管制中心副主任吳秉昇

我要求同仁進病房前，互相檢查防護裝備有沒有穿好，連醫師口罩沒戴好也會被我們叫出來。

——專責病房護理長何佩柔

在二〇二一年這波本土疫情中，全臺陸續有三十多家醫院爆發院內感染事件，被波及的包括醫護人員、病人、看護及清潔人員等，「但臺北慈濟醫院及我們承接的加強版集中檢疫所白金花園酒店，都做到院內零感染，沒有任何醫護人員在照顧病人期間染疫。」院長趙有誠欣慰之餘，更感謝全院同仁齊心守住防線。

落實感控措施，防疫無漏洞

其實早在二〇二〇年新冠疫情進來臺灣之初，臺北慈濟醫院就曾遭逢一次可能爆發大規模院內感染的大危機。一名八十多歲老爺爺住院十三天後確診新冠肺炎，匡列接觸者一百三十八人，其中七十名醫護列高風險隔離十四天，所幸無一人感染，有驚無險。前事不忘，後事之師，二〇二一年本土疫情大爆發，臺北慈濟醫院收治確診個案數全國第一，然而院方落實完善的感染管控措施，維持院內零感染紀錄。

「老爺爺事件全院同仁都難忘，」趙有誠說：「這個老爺爺是那年二月到醫院急診，到院時發燒，X光片顯示右下肺葉發炎，診斷為肺炎，由於病情嚴重，立即安排住院治療。」

老爺爺年紀大，又有高血壓、糖尿病、腎臟病等好幾種慢性病，醫療團隊用抗生素等藥物治療，但老爺爺病情沒有改善。醫療團隊陸續又為老爺爺做支氣管鏡、結核病等檢查，仍找不到引發肺炎的原因。老爺爺病況起起伏伏，幾度命危，住院一個星期後肺炎惡化至整個肺部，呼吸窘迫轉送內科加護病房插管急救，後又因疑似結核病，轉入負壓隔離病房。

那時因國內陸續出現新冠肺炎確診個案，指揮中心宣布擴大採檢對象，胸腔內科主治醫師楊美貞因而為老爺爺進行採檢，兩天後、二月二十二日，結果出爐，老爺爺確診新冠肺炎。

那時老爺爺已住院十三天，待過急診、一般病房、加護病房，加上做過抽痰、插管、蒸氣治療、脊椎穿刺、支氣管鏡等檢查及治療，足跡遍及各科室及檢查室，接觸人員除了無數醫護，還有洗頭、傳送、營養師等。而那時院內尚未收治確診病患，老爺爺入院後就被視為一般病患，醫護人員只常規配戴口罩，「就是一般的醫用口罩，不是N95口罩，身上更沒有後來防疫的完整全套防護裝。」感染管制中心副主任吳秉昇說。

當晚趙有誠與醫院主管開會到半夜，緊急召回曾照護過老爺爺的醫師、護理主管、呼吸治療師、檢查室人員。院方也緊急通知老爺爺的家屬趕快到院採檢，結果有六名染疫，為家庭群聚事件。

疫調結果匡列老爺爺接觸者一百三十八人，其中醫師三十八人、護理師六十二人、專科護理師四人、呼吸治療師九人、放射師十人及其他職類十五人，依暴露風險高低，有七十名醫護列為高風險接觸者，醫院馬上騰出員工宿舍一人一室隔離十四天，其餘低風險人員自主健康管理，所有老爺爺足跡出現的地方全部大清消。

當時全院籠罩在巨大的焦慮與壓力中，「臺北慈濟醫院會不會成為臺灣第一家爆發院內感染的醫院？」這個問題盤旋在每個人腦中，十四天度日如年。期間幾名原不需隔離的護理師因出現感冒症狀自主隔離，更增添緊張氣氛。還好最後採檢全數陰性，全院平安，大家終於放下心中巨石。

「老爺爺住的是單人房，沒有波及其他病人及家屬，可說我們運氣有一點好。但最重要的是所有感控措施步步到位。」趙有誠說。這次事件院內零感染，足見大家平日都遵守工作規範，僅靠戴口罩、勤洗手、環境消毒，就讓病毒無機可乘。遺憾的是，老爺爺最終因二度敗血症在加護病房辭世。

老爺爺是臺北慈濟醫院疫情爆發後首例確診個案，二〇二〇年臺北慈濟醫院陸續又收治數名確診個案，有老爺爺事件在前，全院提高警覺，到年底都沒有再發生類似的事件。

防堵院內感染危機

二〇二〇年臺北慈濟醫院經歷了一次院內感染危機。二〇二一年五月到八月，收治個案數居高不下，重症比例也是全國數一數二，據感管中心統計，那段期間經歷大大小小至少十次危機，都安然度過，維持院內零感染。

然而這波疫情中，國內共有三十多家醫院陸續爆發院內感染事件，臺北慈濟醫院如何做到院內零感染？吳秉昇認為，醫院能度過次次危機，「同仁願意配合嚴格的感管措施是關鍵。」

吳秉昇說，發生院內感染的友院，多因病患住院後確診傳染醫護。為防範病毒，醫院都設有重重關卡。依規定，民眾急診必須先篩檢，陰性才能入內急診，門診時醫師如果懷疑看診病患有疑似新冠症狀，則立即安排病人採檢，及時確認確診個案，「難防的是要住院的病人。」

當時對於要住院的病患跟陪病者都會做快篩跟PCR核酸檢測，但為方便病人，快篩陰性就先放行讓病人入住。「結果幾個小時後PCR結果出來，是陽性，但病人已經在病房裡了。」每次危機一發生，感管中心就必須緊盯PCR報告、調查病人足跡、造冊接觸者、集合被匡列人員採檢，「必須用最快速度、在短短幾小時把一個群聚事件處理完，才能避免後續感染發生。」

除了嚴防一般病房出現確診個案，感管中心還憂心兩種情況出現破口，一是插管病人留在專責病房照護，一是民眾蜂擁至急診等候篩檢。

疫情高峰期加護病房爆滿，專責病房需要插管的病人只能就地插管照護，「其實這對感控是非常大的挑戰，」吳秉昇說：「插管是侵入性治療，可能產生氣溶膠造成醫護感染，專責病房並不是適合的照顧環境，但當時別無選擇。那段時間我們一直擔心發生院內感染。」另外，因疫情嚴峻，急診擠爆等候篩檢的民眾，也很怕急診成為破口。

整體來說，二〇二一年跟二〇二〇年疫情最大的不同，就是疫情強度大很多，二〇二〇年疫情沒有進入社區，二〇二一年則是大規模社區感染。醫護人員白天在醫院上班，晚上回到社區、家庭，病毒可能雙向進出，疫情危險性升高，感管複雜度隨之更高，導致感染控制的業務難上加難。所幸擔心的事都沒有發生，次次危機都化險為夷，沒有進一步釀災。

基本功扎實：第一重保護

「感管的目的就是阻絕病毒擴散。防疫不難，SOP都有，難在能不能落實、大家願不願意配合。」吳秉昇說。

從感染管制的角度來說，無論有沒有疫情，整個醫院都要先準備好，才能預防院內感染發生。如果把醫院當成一個國家來看，盡量將病毒阻絕於境外，並避免院內感染，是感染管制最重要的課題。感管中心負責全院大大小小感管政策規劃、執行及監督，但「唯有同仁願意配合落實，那才是有用的政策。」

疫情期間，醫院感染管制主要有三個面向，第一層是管制有風險的病人進入醫院，具體措施就是對病患普篩；二是環境的維護，包括分艙分流、動線規劃；三是落實個人防護，照顧確診病患的人員須正確穿脫個人防護裝備、時時維持手部清潔。「從感管的專業來看，醫護只要做好防護，即使病人是陽性，也不會傳染給你。」

「其實從二〇〇三年的SARS到現在的新冠肺炎，醫院都有感管經驗，只看有沒有確實去做。」急重症管理中心主任吳燿光說。「也就是醫院及醫護人員有沒有嚴謹看待感管這件事，如果每個環節都很注意，其實不容易出現防疫破口。」

「防護基本功同仁都做到了，」護理部主任吳秋鳳在醫院時時查看同仁口罩是否戴好，也叮囑值班護理長留意夜班同仁有沒有戴好口罩，「白天那麼多雙眼睛盯著，同仁都會把口罩戴好戴滿，但夜間人少，有時就疏忽了。」還有，進出病房必洗手，「每天洗手的次數比以前不知道增加多少次，我一再提醒醫護同仁，戴口罩勤洗手很重要、很重要、很重要！」

吳秋鳳說，疫情之前個人防護她常常沒做到位，回到家並沒有馬上洗手，「但臺灣有疫情後，我養成進家門脫掉口罩就洗手、放下隨身包包，然後換衣服的習慣。」

「防護裝備穿脫都有SOP。」吳秉昇說。標準著裝包括從頭包到腳的兔寶寶裝、外層的隔離衣、髮帽、防護面罩，加上兩層手套、兩層口罩（先戴N95再戴外科口罩）、兩層鞋套，提供同仁雙重防護。而醫護人員每進出一間病室，都得小小翼翼脫掉最外層的隔離衣、口罩、手套、鞋套，換穿新的，防止把汙染帶進下一間病室。

「我要求同仁進病房前，互相檢查防護裝備有沒有穿好。」10A暨12A護理長何佩柔說，護理師進去後，她則從監控螢幕看同仁在病房內的情況，即使只是剛進緩衝區口罩掉下來，也要求同仁出來重新著裝，「連醫師口罩沒戴好也會被我們叫出來。」同仁進病室後的情況更要緊盯，因為脫掉外層裝備的方式不對會汙染手部，馬上請資深護理師進去糾正、重來。

「魔鬼藏在細節裡，」副院長徐榮源說：「包括大家每天進醫院量體溫、開會拿筆簽到馬上用酒精清潔雙手，都是做好個人防護的一部分。醫院每天還會煮淨斯本草飲給同仁喝，幫助提升免疫力。」

接種疫苗：防護力加一重

除了個人防護措施做好做滿，疫苗問世也加強了防護力。「跟二〇二〇年不同的是，二〇二一年病毒雖然更強大、疫情更嚴重，但疫苗也問世了。」吳秉昇說。一開始只有AZ疫苗可打，多數同仁興趣缺缺，然而隨著疫情升溫，也提高了疫苗的打氣，「病毒兵臨城下，一定要趕快接種。」

「疫情爆發後，我要求還沒打疫苗的同仁趕快打。」趙有誠說。在雙北五月十五日進入三級警戒前，大概只有四分之一同仁接種疫苗，但五月十五日之後，幾乎每天都有兩、三百個同仁到醫院的疫苗接種站打疫苗。五月底、六月初，全院大約百分之九十的人員已接種第一劑疫苗，六月初莫德納疫苗到貨後，六月中旬還沒有打疫苗的人也都打了。「當多數醫院醫護接種率還停留在百分之四十、五十時，臺北慈濟醫院醫護第一劑接種率已達百分之九十九。」

之後也依照第二劑可施打時間接種第二劑疫苗，到八月上旬，臺北慈濟醫院已有近六成人員完成第二劑接種。

落實定期為高風險人員篩檢，也是二〇二一年的新措施，這是二〇二〇所沒有的。每七天採檢一次，篩檢對象主要為急診、專責病房等高風險單位人員，另外進專責病房照X光的放射科人員、呼吸治療師、洗腎室的人員，乃至清理遺體的人員，也七天做一次核酸檢測。

病房清消，醫護自己來

醫護人員全副武裝進入病房照護病人已經很辛苦，然而為了全面防堵病毒，醫護還包辦病房清潔消毒工作，為避免感染做最大努力。

早在二〇二〇年專責病房收治確診個案時，病室即備妥拖把、掃帚及漂白水等清消物品，請病人自行清消環境。但那年個案少且多是輕症的年輕人，這樣做行得通。但二〇二一年，即使是專責病房，也收治很多重症病患，難以請病人自行清消病室。

「不是沒有清潔人員，也不是清潔人員不認真打掃，而是他們比較欠缺風險概念，不知道感染的嚴重性及危險性，工作上常忽略要保護自己。把專責病房的清潔工作交給他們，他們可能沒辦法打掃到讓環境百分之百安全，」吳秋鳳說：「因此大家的想法都是能做的我們就自己來。」於是護理師進入病室照顧病人、收工離開前，都會順手打包垃圾、拿到緩衝區再放進垃圾車裡，清潔人員只要負責從緩衝區清運垃圾就好。醫院也提供每個專責病房整捲消毒紙巾，方便大家隨時撕取擦拭消毒，消毒工作都做得很到位。

「除了清垃圾之外，扶手、桌面、檯面的清潔消毒，同仁也都自己來。」10B護理長陳美慧說。外包清潔人員多半年紀大、教育水準不高，有些人還持有身心障礙手冊，即使醫院有穿脫防護裝備的教育訓練，他們不一定做得到。病毒是看不到的，清潔人員進去清消，他摸了哪裡、擦了哪裡，我們不知道，他打掃時如果造成交叉感染，之後進去的醫護人員就成為受害者。「護理師才清楚病房哪些角落、哪些物品可能沾染病毒，因此護理師兼做清潔工作，事實上是保護自己、保護包括清潔人員在內的整個團隊、保護醫院，確保大家安全。」

加護病房也是相同做法，內科加護病房主任蘇文麟說，照顧新冠病患在預防感染方面，除了個人防護做好，「還有就是減少進出次數，以及離開前清潔環境。」除非病人有突發狀況需要臨時進去，否則每次進去前先列出工作內容備好物品，所有醫護人員一起進去，完成醫療處置後大家分工清消環境，「一個人拖地、一個人擦床欄、一個人擦拭點滴幫浦及呼吸器等物品。」

蘇文麟說，在加護病房為病人抽完痰，空氣中可能就有病毒，如果是清潔人員進來打掃很容易發生疏漏，尤其全套防護裝穿上手腳都不靈活了，「最適合的是醫護同仁順便做清潔工作。」病毒其實很脆弱，馬上用酒精噴一噴、漂白水擦一擦，就能達到清消的效果，離開前再順手把垃圾帶走。

「專責病房由護理師承擔病房清消工作，院內同仁則分擔公共區環境清消，」護理部副主任滕安娜說，排班打掃公共區域的清潔人員感染風險較低，但為了確保清消徹底，「清潔阿姨擦完公共區域，院內同仁後面再補強消毒一次。」

感染管制有如走鋼索

「我們能做到院內零感染，就是從個人到環境安全，大家都很用心。」趙有誠肯定醫院感管團隊的努力，讚許吳秉昇年紀輕但非常沉穩，專業強而且認真執行，規劃的每一條動線感管團隊都親自走過，緊盯每一個細節，持續不斷對院內人員做教育訓練。

包括醫院承接白金花園酒店做為加強版集中檢疫所，短短時間內規劃的感管措施，從進入動線、乾淨區與汙染區的區隔、物資儲存，到送餐流程，都提出詳盡方案，尤其所有動線定案後一直到白金解除任務，五十多天都未再更動過，「表示一開始所有的規畫統統到位，很不容易。」

臺北慈濟醫院在感管方面的佳績受到醫界肯定，二〇二一年九月，吳秉昇及蘇文麟兩人代表臺北慈濟醫院，在中央流行疫情指揮中心舉辦的「疫情期間重症照護的回顧與省思」研討會中，與全國醫院分享照顧做法與心得。

甚至離臺灣三千公里遠的蒙古也來求教，當時蒙古疫情嚴重，原預計年底開業的蒙古第四醫院臨危受命將提前啟用，主責收治新冠婦幼確診個案。得知臺北慈濟醫院在感管及照顧孕產婦、兒童病人經驗豐富，透過慈濟基金會聯絡安排，蒙古國與臺北慈濟醫院在七月二十日舉辦經驗交流線上研討會，藉院與院之間的交流，讓第四醫院收治個案及醫療照護更加順利。

從疫情發生以來，感管團隊每個成員都繃緊神經，吳秉昇形容：「執行感管業務像是走鋼索，戰戰兢兢向前行，一刻都不能鬆懈。」院內零感染，其實是臺北慈濟醫院全體同仁齊心合作努力而來的。

第四部

抗疫只有勇士，沒有英雄

疫情大爆發，臺北慈濟醫院院長趙有誠帶領全院人員站上疫浪前線，沒日沒夜奮戰不懈。然而，承擔艱鉅的任務，為眾人帶來巨大的成長，所有參與戰疫的人員，無論是第一線的醫護，還是後勤行政人員，都深深為自己是戰疫團隊一員而感到驕傲。

「抗疫只有勇士，沒有英雄！」趙有誠認為，對抗新冠病毒，重要的不是收治多少病人或投入多少人力物資，而是投入了多少愛，在這場用生命搶救生命的戰疫中，他感恩所有同仁奮勇上戰場，對病人付出愛與關懷。

秉持這樣的抗疫初衷，當二〇二二年初夏，疫情再起，趙有誠再度率領戰疫團隊站上疫浪高頭，為守護臺灣人民健康安全而戰。

第十四章

沒有承擔就沒有成長

那時照顧新冠病人其實超過護理師的能力，我們共同開會決定怎麼照顧，讓護理師有所本，他們很棒，進步神速。

——院長趙有誠

疫情爆發後，專責病房的醫師看到護理師忙進忙出、幫病人灌牛奶，主動說要一起做，讓護理師覺得自己不是孤軍奮戰。

——專責病房護理長何佩柔

本土疫情大爆發考驗醫療量能，對第一線醫護人員更是極大挑戰，不但工作繁重，壓力更是龐大，「但我們醫護同仁非常棒，」院長趙有誠說：「大家都願意投入疫情醫療照護任務，跨出自己熟悉的專科領域，努力學習跨科照護病人，解鎖新技能。」

沒有承擔就沒有成長，全院人員的付出與進步，讓醫院走在「全人醫療」的路上。

醫護解鎖新技能

「承擔新任務讓大家有了學習的機會，病人是最好的老師。」副院長徐榮源說。十九年前SARS確診病患不多，疫情也沒有遍地開花，責任醫院不須調用其他科醫師支援。但這一波新冠肺炎病人太多，主責的感染科及胸腔科醫師人力不足，必須他科醫師支援，「很多醫師勇於支援，即使一開始表現不如預期，也必須讓他們有成長及進步的機會。」

當時內科醫師都在專責病房及疫苗接種站支援，白金花園酒店的醫療工作主要由大外科和其他科別的醫師來承擔。趙有誠任職臺北慈濟醫院十四年，對自家每個醫師的能力都有一定程度的了解，「過去我有時會開玩笑說，很想打哪個醫師的屁股，因為他們還有精進的空間，能力不止於此。這次疫情許多醫師挺身而出，包括那些我想打屁股的，每個人都做得比你想的還要好，」他笑說：「表現都超過一百分，潛能都出來了。」

「每個人都邊做邊學，我自己也是，」徐榮源說，趙有誠派他擔任加強版集中檢疫所白金花園酒店總指揮官，「這個角色對我來說也是陌生的，我沒有這方面的經驗，怎麼辦？學啊！」白金花園酒店是新北市第五家集檢所，徐榮源向已承接集檢所的醫院請教，從院內的防疫作為思考白金需要的部署、隨疫情發展調整應變策略，圓滿達成任務。

解鎖新技能是醫護一大收穫，大家都練出一身新本領，比如熟練快速穿上全套防護裝備並執行醫療工作，「全副武裝其實很影響行動，尤其是雙手靈巧度。但從一開始的笨拙到逐漸抓到技巧，護理師為病患洗頭、洗澡、翻身、餵藥、灌食，都不成問題。」趙有誠說。

此外，醫師也勤於學習照護新冠病人需要的知識及技能，比如整形外科主任盧純德支援進駐白金，利用空檔時間勤上疾管署開給醫護人員的新冠肺炎相關線上課程；支援採檢工作的醫師則勤練如何正確戳鼻子採檢安置在白金的住民，住滿七至十四天後都會採檢一次，做為是否解除隔離的依據。擔任白金副指揮官的副院長鄭敬楓因長駐白金，經常上陣為住民採檢，練出一手好技藝，成為採檢高手。鄭敬楓在白金解除任務後回醫院，有空也會到醫院的社區篩檢站幫忙採檢。

醫護新共事模式

疫情也拉近醫護關係，開啟新的共事模式，「有些醫師看我們辛苦，跟著我們進病室照護病人。」10A暨12A護理長何佩柔回憶，疫情之前，護理人員跟醫師的關係沒有這麼緊密，通常是醫師說、護理師做，「沒想到疫情爆發後，專責病房的醫師看到護理師忙進忙出、幫病人灌牛奶，竟然開口說要一起做，讓護理師覺得很窩心，覺得不是孤軍奮戰。」

她說，12A除了兩位胸腔科醫師、一位感染科醫師，另有腸胃科及血液腫瘤科醫師支援，「醫師進病室做護理工作是從零開始，為確保醫師的安全，護理師還用膠帶把他們防護裝備的縫隙黏起來，把醫師包得像雪人似的，很可愛。」醫師陪著護理師一起打仗，真的有大家屬於同一團隊的感覺。

她也提到，醫師會在醫療團隊的LINE群組分享治療過程，護理師則在下面不斷提問，這也是一種新的醫護溝通。

最前線護理人員的成長更讓趙有誠豎起大拇指，「那時照顧新冠病人其實超過護理師的能力，我們共同開會決定要怎麼照顧，讓護理師有所本，只是要學的東西很多，他們很棒，進步神速。」

依疫情發展，單位主管隨時機動調派人力補位，也讓趙有誠看到同仁處事的效率，比如何佩柔一開始身兼10A及12A兩個專責病房的護理長，後來兩個專責病房滿床，何佩柔忙不過來，護理部趕緊調派骨科病房護理長林芷仔接手10A病房，大家分工但齊心把事情做好。

臺北慈濟醫院在這波疫情中，包括加護病房及專責病房，共有一百九十名以上護理人力投入染疫病患照護工作，迎難前行是他們成長的養分，也是護理生涯刻骨銘心的記憶。

壓力也是助力

「我們在疫情中不斷進修。」內科加護病房資深護理師楊佩儒說。「剛從學校畢業時覺得畢業了真好，不必再念書、不必再考試，但工作後發現反而要學更多，疫情中照顧重症病患這種感覺更強烈，因為你會發現自己有好多不足，」她坦承，剛開始照顧確診病患時，「面對未知真的會害怕，必須一直去爬文，每天看衛福部網站醫師的Q&A，除了照顧病人需要，也是為了讓自己面對這個疾病時不要那麼害怕。」

「同仁照顧染疫病患壓力大，但壓力也是助力，大家全心投入，全力學習跟成長。」10B護理長陳美慧說。當時疫情來襲已一年多，但10B護理師都沒有經歷過SARS，也沒有照顧新冠確診病人的經驗，等於從頭學起。

「派同仁去照顧確診病患，同仁壓力大，我自己壓力也很大，我得確保每一個人的安全，」陳美慧在10B轉為專責病房的第一晚根本沒辦法入睡，「我擔心到不行，萬一有同仁確診……。」

經歷過SARS的陳美慧，在10B轉為專責病房後，即放一張陪病床在辦公室內，直接睡在辦公室，第一週每天睡不到三小時，幾乎二十四小時都在病房教學，除了面授防護裝備著裝方式及照護技巧，還跟著每班護理師進出病房，緊盯著每一個動作跟流程，提醒同仁留意哪些小細節，「怎麼照護確診病人書上沒有教過，照護注意事項及技巧一定得靠口耳相傳臨床經驗，才能傳承。」

「大概我說太多次了，後來大家都倒背如流了。」最讓陳美慧感動的是同仁互助合作的精神，護理人員分三班輪值，她教給白班的東西，白班不但原封不動教給小夜班，還留下來跨班協助照護病人，頭幾天幾乎每班護理師都工作兩班的時間，白班交班後仍留下幫助小夜班、小夜班交班也留下協助大夜班，大夜班交給白班時大家再重複確認所有作業流程，「我常常要把同仁趕回去睡覺。」陳美慧說。

病人不講理，磨練醫護情商

那時很多病人情緒不穩定，也不講理，常以辱罵醫護人員的方式來發洩情緒，磨出醫護人員的高容忍力，以及有效的溝通方式。

何佩柔回憶，五月疫情剛爆發時，醫院收治的病人情緒大多很差，「有時候他們會打護理站的電話大聲抱怨『餐為什麼這麼難吃』、『為什麼電視節目這麼少』。我告訴他們，請告訴我們你想吃什麼，我們請營養師準備，電視不好看，或許可以從手機找自己想看的東西。」

抱怨電話接不完，後來何佩柔索性把電話放遠，「學妹問我為什麼？我說等他們罵完了，情緒就會下來，這招真的很有用。」她說，病人罵完後，她會問：「可以讓我說話了嗎？病人通常會再罵一次，這時就再把電話放旁邊，等病人罵完第二回合，就願意讓我說話了。」何佩柔詢問：「需要我做什麼？」病患才會開始說明需求。「我會跟他們說，大家一開始好好說、好好溝通不好嗎？為什麼要用辱罵的方式呢？對方想想，可能也覺得自己態度不好，之後態度就會好一點。」

做中學，學中做

「這個疾病對我們來說是陌生的。」9A護理長賴昱伶說。剛開始遇到病人問問題護理師答不出來都很沮喪，更不用說照顧插管病人所帶來的挫折感。常有同仁難過、掉淚，「我告訴他們，挫折來自於準備不足，遇到挫折就去學習。」喜歡爬大山的賴昱伶用爬山的經驗來勉勵同仁。登山之初，她常常覺得爬到山腰已經夠了，「我先生就會拉著我說，快點、再往上！」她告訴同仁，「可能爬到半途你就覺得風景好美，不用再往上爬了。但沒繼續爬，你根本不知道山頂視野有多開闊、景色多漂亮。」

用爬山做比喻同仁很容易理解，彼此還會開玩笑說：「阿長都拿樓梯給你了，你還不爬！」賴昱伶也順著同仁的話說：「我拿樓梯來你們就趕快往上爬，只要願意牽著我的手，我不會放掉任何人的手，我會一直拉著你們往山頂上爬！」

關於病人的問題，賴昱伶則請醫師教護理同仁應該怎麼回答，不時複習。那時加護病房團隊也派人力到各專責病房支援及教導插管病人的照顧，做中學、學中做，大家對於照顧重症插管病人漸漸上手。「當一切都準備好，專業也成長了，同仁更是漸入佳境。」

「照顧新冠病人真的是很難得的學習經驗，只要有一個人有這樣的想法，就會感染其他人，大家齊心協力。」賴昱伶指出，同仁除了專業上的成長，心裡對照顧病人的那份愛更是成長很多，他們花時間了解病人的故事、陪伴他們。以前護理師對病人多是生理上的照顧，「這次很不一樣，我看了都感動，而且這種心理的支持與陪伴，帶給同仁的成就感更大。」

年輕護理師獨自陪伴病患臨終

其中資歷才一年多的9A護理師蔡亞珊，曾勇敢獨自在隔離病室內陪伴一位老阿嬤從彌留到離世，讓人感動又敬佩。賴昱伶說，這個阿嬤因疑似染疫而送急診，快篩陽後轉入專責病房，臨終前PCR採檢結果出爐，是陰性，因此醫院達成阿嬤女兒的心願，讓女兒進入病室為媽媽擦澡更衣整理儀容。而從阿嬤病情告急、阿嬤女兒進出病室前後，蔡亞珊獨自一人在病室陪伴阿嬤一個多小時。

「我們透過對講機跟亞珊交談，告訴她怎麼做。阿嬤彌留時，我問亞珊會不會害怕？她說阿嬤是人啊，沒什麼好怕的。然而阿嬤往生後，問亞珊要不要先出病室，她決定繼續留在阿嬤身邊。」賴昱伶說，亞珊認為阿嬤剛往生，聽覺還沒消失，她捨不得阿嬤孤單在病室裡等待後續的處理，因此繼續陪著阿嬤。

「我當護理師後，照顧的第一位病人往生時，我哭得唏哩嘩啦，心裡沒辦法接受，也沒辦法待在往生病人旁邊。以我那時的心情對照亞珊，她真的很勇敢，不只她，我們單位的護理師都成長很多，讓人很安慰。」賴昱伶說。

何佩柔也說：「這次護理同仁的學習和成長超快，」三個到職不久的新人成長更明顯，「她們原本很害怕，需要資深護理師一步一步慢慢帶，不過很快就動作俐落，能力大大提升，自己也很有成就感。我開玩笑說應該早一點給她們嚴厲的教育。」看著年輕同仁從害怕緊張、不知如何照顧重症病患，到逐漸熟悉工作，目送病患康復出院，然後自信的說：「我可以繼續抗疫！」心中的感動難以言喻。

緊急事件！孕婦提前生產

疫情中，醫護團隊經歷很多驚險時刻，其中「孕婦提前生產」最令10A團隊難忘。

「成立專責病房時，沒想過住進來的病人會有孕婦。」何佩柔說。結果醫院前後收治六名孕婦，孕婦入院後，除了治療新冠肺炎，也會依病況、懷孕週數、胎兒大小等決定生產方式。剖腹產的孕婦都排好剖腹時間，時間到了推進手術室，專責病房不必傷腦筋。然而，六月一名疑似染疫的孕婦住進10A病房，預計住院十天，採檢如果是陰性就可以轉出專責病房，那時還不到預產期，沒想到孕婦入院第六天就生了。

「完全始料未及啊！」何佩柔說。10A是內科病房，護理師從實習起接受的都是照顧內科病人的訓練。10A改為專責病房後，雖有不同科病房的護理師來支援，包括小兒科、麻醉科、心臟科、外科，就是沒有婦科產，「沒有任何護理同仁接受過產科的專業訓練。」這名孕婦開始肚子痛時，護理師緊張回報：「好像落紅了！」「好像破水了！」「怎麼辦？」大家手忙腳亂翻教科書，連專責病房的主治醫師都緊張不已，趕快聯絡產科。

孕婦是第一胎，沒有生產經驗，自己也非常緊張。何佩柔把剛生產完半年的護理師派去照顧孕婦，提供一點經驗，「我們問同仁還記得那種（生孩子的）感覺嗎？她說，應該吧！」聯絡上產科醫師後，醫師說等孕婦出現規律的陣痛再來接生，但什麼叫做「規律的陣痛」？護理師完全不會判斷，一直在網上搜尋資料。「大家不怕進開刀房，照顧新冠肺炎病人也不是問題，但孕婦如果要在專責病房生產，我們要幫忙接生嗎？要剪臍帶嗎？」大家都神經緊繃。

還好產科醫師出現了，帶著儀器設備進病室為孕婦做檢查，護理師在旁邊看，聽到胎心音都很震撼。產科醫師很給力，隨即安排孕婦移到婦產科病房待產，大家才鬆了一口氣。

跨科照護，交叉學習

「護理同仁面對的另一項大挑戰，是必須跨科別照護。」護理部主任吳秋鳳說。專責病房原本都是專科病房，像12A是老人科病房、10B是腦中風病房、9A是外科病房，每個病房的護理師也有專科性。「但改成專責病房就成為全科病房了。」雖然病患是確診新冠肺炎而住進病房，但很多病人有共病，甚至還有精神病患，護理師必須跨科別照護，連病人原有的其他疾病一起顧，這都需要學習。

「確診病人以中老年人為主，共病多，身上常不只一種慢性病，如果病患病情穩定，護理師壓力不至於那麼大，但這種病人病情變化很快，常常幾天就變成重症需要插管。」12A副護理長張君瑜說。在加護病房擴床整備成微負壓前，專責病房病人插管後還是留在專責病房就地照護，而且是跨科別照護，幾乎快壓垮護理師，「壓力大到同仁常常抹淚，但哭過後，擦掉眼淚，繼續迎戰病毒。」

「推動跨科交叉學習一直是護理的目標，但或因同仁工作忙碌，或因有抗拒心理，不容易安排，沒想到疫情順勢推動了交叉學習。」吳秋鳳說。雖然心疼同仁工作辛苦，但也欣慰他們的成長。

五個專責病房中，10A及12A的護理團隊成員來自不同科，「臨時組隊真有如八國聯軍。」身兼這兩個病房護理長的何佩柔原本擔心合作不易，沒想到需要跨科照護病患時反而顯現出優點，不同科護理師可以交流經驗、互相支援。

「疫情中，我看到同仁做到了全人醫療，非常感動。」趙有誠說。專責病房多數護理人員頭一回承擔專責病房的護理工作，他們非常用心，對待老人家有一套照顧方式，幫老人家換尿布、用溫水洗屁股，做得很自然，就像在照顧自家長輩；遇到小朋友則是做玩具陪玩、利用休假做蛋糕給小朋友吃、為小女孩綁漂亮辮子，真的像開幼兒園。

趙有誠甚至覺得年輕護理師都散發母性光輝，「將人與人之間的愛與關懷，發揮得淋漓盡致。」難能可貴的是，照顧新冠病人這麼累這麼苦，但沒有任何人打退堂鼓，大家都堅守戰場，奮戰到底。

第十五章 堅守前線，我戰疫我驕傲

沒有人猶豫、遲疑，兵來將擋、水來土掩。相信與這場疫情奮戰的成果，是同仁最好的工作動章。我以臺北慈院團隊為傲。

——院長趙有誠

照顧新冠確診病人對多數護理師來說是全新任務，然而護理同仁覺得國家有難，就應該站出來，團結努力抗疫。

——護理部主任吳秋鳳

二〇二一年五月到八月這波本土疫情，臺北慈濟醫院從五月二日諾富特旅館水電人員入住專責病房，到專責病房最後一個病患九月二十四日出院，才終於告一段落，「我們沒有任何同仁在這場疫戰中懼怕退縮離職，完全沒有！」院長趙有誠說：「很多同仁瞞著家人上戰場，還有同仁把小孩託給親人照顧，犧牲天倫樂忍著思念，為的是全心全力照顧病人，也確保家中老小的安全。」

拋家棄兒全心照顧病人

疫情嚴峻，加護病房滿是插管病患。胸腔內科主治醫師楊美貞會進加護病房照顧病人，擔心有風險，只好把小兒子託給姊姊照顧，國三的大兒子要準備考試不得不留在家裡。她全心投入加護病房的工作，兩個星期沒見到小兒子，直到某個週六採檢陰性，週日才敢把小兒子接回家，但也只回家一個晚上，隔天又送去姊姊家。

得知只能回家住一晚，小兒子睡前哭著問楊美貞：「為什麼我只能回家一個晚上？媽媽到底是把我借給阿姨養還是送給阿姨養？」楊美貞回答：「這不是一樣嗎？」小兒子抽抽噎噎的說：「借給阿姨養還可以再回媽媽家，但是送給阿姨養就不能再回媽媽家了。」

童言童語透露的是孩子對分離的焦慮，以及對能不能回家的擔心，楊美貞幾乎落淚。小兒子又追問：「為什麼哥哥不用去阿姨家？」她說：「因為哥哥有能力照顧自己了，但是你還不行。哥哥沒辦法照顧自己又照顧你，所以媽媽才送你去阿姨家。」小兒子生氣抗議：「媽媽怎麼可以說我不能照顧自己，我明明就可以！」小兒子要求留在家裡陪爸爸媽媽，楊美貞只能緊緊抱著孩子安撫。她在心裡告訴孩子：「媽媽也捨不得啊，但為了你的安全，媽媽必須狠下心。」

疫情期間拋家棄兒的不只楊美貞，還有多名已為人母的專責病房護理師，只能透過視訊看小孩。然而，跟楊美貞的小兒子一樣，孩子的童言童語總讓媽媽忍不住落淚。但擦乾眼淚，穿上戰袍（防護裝），繼續上戰場。

打怪獸媽媽軍團

專責病房10B護理團隊有七個媽媽：護理長陳美慧，以及護理師劉怡秀、王雅慧、邱馨慧、林佑真、蔡欣妤及黃玥綺。劉怡秀回想當時的心情：「我們為人子、為人妻、為人母，病房成為專責病房時，心裡不斷在拔河，到底要不要進去？但是疫情這麼嚴峻，社會需要我們，我們決定站上第一線。」這群媽媽護理師第一時間跟院方申請臨時宿舍，收拾行李入住，做長期抗戰的準備。

劉怡秀等人笑稱自己是「打怪獸媽媽」。她們告訴孩子，「媽媽要跟病毒怪獸打仗，不然很多病人會被這個怪獸打敗，所以暫時不能回家。」以前下班回到家可以抱小孩、陪小孩玩、讀故事書，但那段時間只能透過視訊看心肝寶貝可愛的臉龐，跟小孩說說話。

「前幾天我們都不敢跟小孩視訊，怕一看到小孩就哭出來，」劉怡秀說，三、五天後，大家存夠勇氣了，約好時間一起到會議室，一人一個小角落，拿起手機跟孩子視訊。為什麼要在會議室？「因為我們會哭啊，」劉怡秀說：「大家都太想念太想念孩子了，小孩叫一聲媽媽你都會落淚，害怕被其他人看到，大家就一起坐在會議室裡分頭視訊。」

每次視訊孩子必問：「媽媽你什麼時候回家？」劉怡秀每次都搬出固定的打怪獸臺詞，後來小孩說：「媽媽你不要打怪獸了，外面好危險，你趕快回來……」劉怡秀當場淚崩。每次視訊結束，會議室裡只見一群默默垂淚的媽媽。這時，護理師們是彼此的家人，互相給予支持的力量。

「打怪獸媽媽軍團」中的黃玥綺剛結束育嬰假回醫院上班，原本她可以不要在這個危險時刻歸隊，先生也希望她晚一點復職，但黃玥綺心想：「大家都在前線，我怎麼可以自己在家？」媽媽幫她照顧一歲的孩子，她勇敢奔赴前線。

為了不讓媽媽冒染疫風險外出採買準備副食品所需食材，黃玥綺利用工作空檔買好東西送回家，快到家時叮嚀媽媽關好門窗，到家後把東西放陽臺噴酒精曬太陽，然後隔著玻璃門看孩子跟孩子說話，不敢久留來去匆匆。她離開一段時間後，媽媽再出來把東西拿進去。同仁說她是「外送媽媽」，這個稱號下有太多身為人母的心酸。

加護病房資深護理師楊佩儒有三個小孩，疫情爆發後，讀小學三年級的老大留家裡，讀幼兒園的老二跟老三送去爸媽家託老人家照顧，「我家跟爸媽家不遠，但我不敢去看小孩，曾經一個月沒看到孩子，也不敢打電話，怕自己會哭。」她只能安慰自己，爸爸媽媽會把孩子照顧得很好，她也不必擔心把病毒傳染給老人家跟小孩。後來醫院開始對高風險醫護人員一個星期做一次快篩和PCR採檢，她才敢去看小孩。

照顧三個小孩很累，疫情前楊佩儒常跟媽媽說好想回到單身的時候，疫情期間才知道親子相處的時間有多珍貴。楊佩儒說：「疫情之後你就會想要多陪孩子，」想到那時加護病房病重離世的病患，她有感而發：「而且要珍惜身邊每一個人，因為你永遠不知道是不是最後一面。」

楊佩儒有時會把心情記在手機的記事本裡，那陣子新聞報導常說醫護是「抗疫英雄」，想到重症醫護團隊穿著笨重的防護裝搶救病人的情景、想到生命逝去時醫護的無力及淚水，她忍不住在手機上記下：「什麼英雄，比較像狗熊！」對她而言，「真正的英雄是在我背後幫我照顧小孩的家人，讓我沒有後顧之憂的去打這場仗。」

家人是醫護強而有力的後盾

家人的確是醫護人員最大的支持力量，除了協助照顧幼兒，精神上的支持更是醫護安心的力量。

無分年齡，每個醫護人員在爸媽心目中永遠都還是孩子。疫情中照顧確診病人，父母都無比擔心與牽掛。整形外科主任盧純德在二〇〇三年SARS爆發時是第六年住院醫師，醫院派他照護確診病患。他提筆要寫遺書時，疫情正好退散。沒想到十八年後遭逢新冠肺炎，又是危險性高的新興傳染病。他跟媽媽說要支援前線時，媽媽擔心說：「早知道不讓你讀醫學院了。」他跟媽媽溝通，自己想當「防疫的醫師」，而不是無事可做的「吃土的醫師」，終於獲得媽媽諒解。

年輕護理師上戰場，父母的擔憂更不在話下，「疫情爆發後不只一個年輕同仁提過，爸爸媽媽叫我離職不要做了，回去給他們養，」楊佩儒說：「但年輕同仁都堅持到底，很感動，也很佩服他們的勇氣。」疫情爆發前，加護病房常有護理師追著護理長說要辭職，「疫情期間完全沒有人找阿長談離職，大家都只有一個念頭，就是怎麼把病人照顧好。」

專責病房9A護理師張馨方家住屏東，羅尹辰家在離島澎湖，她們在臺北工作，遙遠的距離原本就讓父母牽掛不已，疫情爆發後，得知女兒在專責病房照顧確診病人，爸爸媽媽幾乎煩惱到吃不下飯。天下父母心，所求不過兒女平安。

9A護理長賴昱伶說，護理師在工作壓力之餘，還得煩惱如何讓父母不擔心，直到收到「家書」，心才終於安下來。張馨方爸爸告訴她：「女兒啊，疫情大爆發讓醫療能源吃緊，這段時間家裡的事你就不用操心，自己要注意安全保護自己，身為醫療團隊為社會付出自己健康，爸爸引以為榮，加油！」

羅尹辰的爸爸說：「我可愛的辰辰啊，還在醫院水深火熱，面對新冠病毒的患者，身心備受壓力，加油！爸爸以你為榮！要撐得住，要撐過去！」

短短幾句語，用字質樸，訴說著父母對子女最深的掛念與最大的支持，「同仁下班後看到爸爸發的訊息，當場就哭了。」賴昱伶說。「從一開始『能不能不要待在專責病房』到後來『你放心工作吧』，父母的認同給同仁更大的勇氣走下去。」

9A改為專責病房時，護理師蔡亞珊寫了一封「戰疫書」給賴昱伶，「亞珊毫不畏懼、勇敢的去面對接下來要打的仗，我看了非常感動。這是我們所有人心情的寫照。」

蔡亞珊是這樣寫的：

這是一場神聖的戰役，
我們是站在第一線的防疫軍，
無形的病毒四竄，

我們收起內心的惶恐，
與最親愛的家人做短暫的告別，
披上白色的戰袍，
奮不顧身的守在前線，
希望在世界各角落的你們，
也能好好守住你們家的堡壘，
讓我們能心無懸念的專心作戰。
這是一場硬仗，
雖不知時日長短，
家人們總引頸期盼著我們凱旋歸來，
不能讓他們失望，甚至是傷心難過。
如今你們就是我們最強而有力的後盾，
這場戰役的光榮屬於每一個人，
讓我們一起在世界的歷史上寫下輝煌的一戰！

再來一次，仍願義無反顧上戰場

隨著疫情趨緩，二〇二一年六月底，臺北慈濟醫院陸續結束專責病房的任務，只留10A病房。賴昱伶說，那時同仁問：「結束了？」大家紛紛表示願意繼續承擔專責病房的照護工作。她跟同仁說：「結束專責病房是好事，代表疫情趨緩，但那些成就感都在你心裡了。」

「疫情時心力交瘁，但走過疫情，問他們願意再來一次嗎？」10A暨12A護理長何佩柔說，雖然大家都說最好不要，但「如果疫情真的再來也沒問題，我們已有經驗了。」

「照顧新冠肺炎確診病人，對多數護理師來說是全新的任務，」護理部主任吳秋鳳說，「然而護理同仁好像覺得國家有難、社會需要我，我們就應該站出來，團結努力抗疫。形成這樣的氛圍，主管都不用多講什麼。」

內科加護病房主任蘇文麟回想那段艱困的時日，覺得對內科加護病房的夥伴很抱歉，讓大家很辛苦又承受重重壓力。那時病人遽增，他心情沉重，不知道團隊還可以撐多久？大家到底安不安全？但看到院長不斷轉來衛生局及外院的求救信、看到許多缺氧病人等待插管治療，只能帶著同仁不斷向前衝。幸而加護病房醫療團隊始終與他同一陣線同心抗疫，大家一起守護生命，他萬分感謝及感動，「如果疫情再起，身為重症醫師，當然願意再打一場仗，而且要努力的打贏！」他堅定的說。

感管中心組長詹明錦於疫情高峰期，幾乎沒日沒夜的接求救電話。這波疫情結束後，他感性的說：「感管就是臺語的『甘願』，回頭看那段以醫院為家、壓力巨大的日子，無怨無悔，很欣慰自己是站在前線的一員，在大疫中貢獻了心力。」

「甘願做，歡喜受。」正是臺北慈濟醫院所有上戰場人員共同的心聲。那段時間，除了醫護，很多行政人員也是兩個月沒休一天假，偕同仁投入行政支援的企劃室主任游麗穎跟企劃室同事說：「我們這輩子可能很難遇到戰爭，新冠疫情可能就是我們遇到唯一也是最大的一場戰役。只是這個戰爭不是拿槍打仗，而是跟疫病打仗，能夠參與其中，是很難得的經歷。」

她說，不只企劃室，醫院各行政科室人員都投入抗疫，「每個人都有自己的角色在，像醫院大門每天都要有人輪班提醒民眾插健保卡，確認旅遊史、接觸史、職業史、群聚史等，五個靜思堂打疫苗需要處理行政作業的人力，這些工作都由行政同仁扛起，每個人都覺得參與抗疫很光榮。」

「同仁表現超出預期，」趙有誠說，在海嘯般的疫情中，大家幾乎都是以本能良知做出反應，「沒有一個人猶豫、遲疑，我們團隊是這麼的合作，最可貴的是所有成員不分彼此、齊心協力、互相補位，問題來了就想辦法解決，兵來將擋、水來土掩。相信與這場疫情奮戰的成果，是同仁最好的工作勳章。我以臺北慈院團隊為傲。」

第十六章

驚濤駭浪中安定的力量

疫情有如延燒不止的森林大火，我們很像是把翅膀沾濕去救火的小鳥，好像力量很弱，但有心就有力。

——院長趙有誠

院長完全做到了證嚴上人說的災難在哪裡，慈濟人就在哪裡，這次的災難是疫情造成的，跟醫療最直接相關，所以院長勇於承擔。

——企劃室主任游麗穎

在這波殺傷力比SARS還嚴重的疫情中，對社區來講，臺北慈濟醫院帶來安定的力量；對臺北慈濟醫院全體人員來說，院長趙有誠是全院安定的力量，在疫情的驚濤駭浪中，他指揮若定，帶領全院同仁使盡全身力氣穩住船身，迎向一波比一波高的浪頭，努力拉起在汪洋疫海中載浮載沉的病患，最終在未損耗一兵一卒的情況下，安全靠岸。

搶救生命的希望工程

疫情中，臺北慈濟醫院不只擔任急救專責醫院收治確診病患，還配合中央設立社區篩檢站、承接加強版集中檢疫所白金花園酒店，更以新北五個靜思堂做為社區疫苗接種站，火力全開提高施打量能，力求短時間內拉高疫苗覆蓋率。

原本醫院收治確診病患的工作負荷已異常繁重，每增加一個新任務，同仁都驚呼：「院長又包新工程了！」還以「包山包海」形容臺北慈濟醫院的工作項目之多及工作量之龐大。

趙有誠說：「其實，在那個當下，沒有時間多想，做就對了，就是盡力的做！這可是搶救生命的希望工程啊。」疫情暴起時，病患增加的速度讓很多醫院應變不及，臺北慈濟醫院只是個擁有一千零一十三床的醫院，仍然努力加開病房把病人收進醫院救治。

「那時疫情有如延燒不止的森林大火，相較一開始有些醫院只收少量病人，我們很像是把翅膀沾濕去救火的小鳥，好像力量很弱，但有心就有力。」趙有誠說。

二〇二一年五月二十五日，臺北慈濟醫院已收治逾百名確診病患，醫護人員負荷非常重，趙有誠告訴全院同仁：「當你心裡覺得這個社會責任是你可以盡的時候，沒有事情是做不到的！」

他說，包括後來承接的一個個新任務，工作量之大、過程之艱辛，所有同仁咬牙硬撐，所幸最後任務都圓滿達成，「但事後大家都想，我們是怎麼做到的？大家都覺得不可思議！」

因為在意，所以拚命

這一波疫情過後，其他醫院邀趙有誠前去分享臺北慈濟醫院如何在這波疫情中做到照顧九百多個病患而且醫護零感染。「其實有些事情很難描述。」他說，醫護人員照顧病患英文可用 care 來說，但 care 也有「在意」的意思，「對臺北慈濟醫院的醫護同仁來說，我不但很照顧你，而且我很在意你，在意你的感受、你所有的需要、還有你的遭遇，整個加起來，其實就是全人醫療的精神。而且醫護同仁照顧病人並不是抱著施惠的心態，完全沒有『我比較高、你比較低；我是施予者，你是接受者』的心態，或言語，或眼神，統統都沒有。」

「每個病人的病情都懸在我們心裡。」趙有誠說，醫護冒著感染風險救治照顧病人，可以說是用生命搶救生命，要做到這種地步並不容易。為什麼同仁都做到了？「身教吧，資深同仁都這樣做，新進同仁耳濡目染，自然也就這樣做了。」

除了照顧醫院裡的病患，其他任務同仁表現也都一級棒，趙有誠細數，在這波疫情中，無論收治病患人數、社區快篩、疫苗接種，臺北慈濟醫院在全國都名列前茅；承接加強版集中檢疫所白金花園酒店，短短幾天內準備就緒，執行任務的態度獲得酒店管理階層及員工、支援安全維護的保安大隊員警認同，讓收治住民的工作很快上軌道進行順暢。

「在白金，我們突破障礙推素食、每天中午帶全體人員一同祈禱，雖然剛開始有些住民有意見，認為他們又不是佛教徒。但素食減少殺生，祈禱主要是讓大家安心，其實都是普世價值。餐飲內容在素食的大原則下可客製化，祈禱的話住民可依自己的信仰進行，並不是強制用佛教儀式，很快的，在推動上就一點障礙都沒有了。」

「更令外界讚嘆的是，我們承擔如此之重，卻沒有一個同仁染疫，一個都沒有。」趙有誠說。「真的為同仁的表現感到驕傲，醫技及行政同仁更是幕後重要力量，默默支撐著整個醫院的運作。」

平日即戰時，抗疫表現超水準

「但我們並不是逞匹夫之勇，而是平常就有準備，要打仗時才能馬上提槍上陣。」二〇二〇年二月，老爺爺住院十三天才確診的事件，讓趙有誠警惕在心，針對疫情發展，以「平日即戰時」要求自己及同仁；另外，帶領臺北慈濟醫院成為醫學中心，是趙有誠接掌臺北慈濟醫院後努力的目標，平日各項工作皆以醫學中心的水準要求同仁，造就抗疫之戰的超水準表現。

副院長徐榮源指出：「趙院長的要求是全方位的。」他舉例，趙有誠每天都要了解前一天是否有病人轉走，如果有，就詢問值班護理長病人轉院原因，「院長認為，我們既然以成為醫學中心為目標，就要知道自己哪裡還不足，病人轉院如果不是地緣考量，那麼是不是臺北慈院哪裡能力還不夠，不能讓病患及家屬信賴。」

徐榮源說，這只是趙有誠管理醫院諸多細節中的一個，當領導人以嚴謹態度掌握每一個細節，部屬做事怎麼可能打馬虎眼？「平常被要求慣了，就會處於不斷提升自己的模式中。」更重要的是，當醫院的領導人毫無畏懼、身先士卒，相信全院同仁都會跟著他的身影向前行。

護理部主任吳秋鳳坦承，「身為院長的部屬會有壓力，但很多事情院長都親力親為，他很辛苦。」企劃室主任游麗穎認為：「院長完全做到了證嚴上人說的災難在哪裡，慈濟人就在哪裡。」這次的災難是疫情造成的，跟醫療最直接相關，「所以院長勇於承擔。」外面的重症病人沒有床位，趙有誠說臺北慈濟醫院來收，市政府規劃社區疫苗接種站地點，趙有誠說五個靜思堂都設為接種站，人飢己飢、人溺己溺。

慈濟人文的力量

感染科主治醫師邱勝康二〇二一年三月到臺北慈濟醫院服務，才兩個月就逢百年大疫。身為感染科醫師，雖說在前一家醫院也曾處理疫情，但在臺北慈濟醫院，他投身與過去截然不同的團隊合作方式，也領略迥然不同的領導人風格，「院長事必躬親，每一件事都看得很仔細，群組裡的訊息他都回應迅速，讓我非常佩服。」他還觀察到慈濟醫療很不一樣的地方，就是不只照顧病人的身，還照顧病人及家屬的心，「醫護可以只處理醫療這一塊，但慈濟的醫護把病人焦慮、擔心都注意到，也安撫到了。」

當時臺北慈濟醫院有些病人是從其他醫院轉過來的，邱勝康曾聽從外院轉入的病人說，在前一家醫院，沒有醫護進入病室看他，都用廣播跟病人說話，也沒有主動提供飲用水，彷彿把病人視為可怕的洪水猛獸，不敢靠近，「但在臺北慈濟醫院，光喝水這件事，就飲水機、熱水壺一應俱全。甚至熱水壺還是新買的。」

他深刻體會到，有一種無形的力量貫穿了趙有誠言行思維及醫療團隊照護模式，「那就是慈濟的人文精神。」身為慈濟「新鮮人」，他還在揣摩學習，然而資深醫護人員卻不假思索信手拈來，慈濟人文彷佛已成體內基因，讓他有很大的學習。

在照顧病人的心情上，他從護理長陳美慧身上學習到，原來證嚴法師的

《靜思語》有著特效藥般的功用，透過每日一句靜思語，一個有毒癮的病患心情逐漸平穩下來，不再躁動不安；靜思語也讓一對彼此怪罪「是你傳染我」、充滿負面情緒的父子不再互相敵視。夜班護理人員也勤於在提供病人口罩的外層塑膠袋寫上靜思語，安定病人的心。

臺北慈濟醫院在病人解隔出院時，都會贈送一個禮袋，內附一封證嚴法師的祝福信，陳美慧認為這封信應該早點讓病人看到，於是護貝送進病室給病人，傳遞正能量；一名從緬甸來臺的藏傳佛教師父從加護病房拔管轉至專責病房後，陳美慧念誦證嚴法師的祝福信給他聽，師父雙手合十並道感恩，說：「我的身體是我媽媽給的，我的生命是慈濟救的！」

慈濟體系是醫院最強後援

「如果說臺北慈濟醫院為社區帶來安定的力量，那麼我們要感謝慈濟基金會提供醫院強而有力的後援。」趙有誠說。疫情之初，防疫物資緊張，醫院總務室努力採買，慈濟基金會也立即在海內外採購各項防疫物資，直接撥給醫院使用，解燃眉之急。

更讓人感念在心的，是自疫情爆發後，花蓮靜思精舍每個星期天動員多位常住師父，為臺北慈濟醫院的醫護團隊準備一星期的餐食，一次準備兩千人份的食物。

「照顧確診病人很辛苦，上人擔心醫護團隊吃不好，交代師父們每個星期都要做。」趙有誠說，師父們必須提早設計菜單準備食材，一次可能都做十道菜，星期天一大早，幾十個師父分工烹煮，為醫療團隊準備來自精舍的愛心餐點，「我們照顧病人，精舍照顧我們，這種被疼愛、被照顧的感覺，同仁都很感動。」

每週日，臺北有一位師兄一大早開車去花蓮取餐，早上六點出發，大約十二點鐘左右從精舍返回，那時入夏天氣正熱，怕食物壞掉，師兄兼程送回醫院，放涼後趕快放進冷凍櫃，是很大的工程。

「專人、專程、專車，往返一趟三百多公里，這是跨越幾百公里的長情大愛！每一道菜煮好後，上人都親自看過、親自試吃，要求很高。」趙有誠說。如何讓每天包括急診、專責病房、加護病房的同仁都能吃到也是大工程，每天平均幾個菜色、怎麼裝怎麼送，有賴主祕喬麗華跟營養科設計縝密的供餐流程。另外也有一部分放在員工打餐區，旁邊立牌說明這是來自精舍師父的愛心餐點，供同仁自行取用。

「還有很多來自外界的愛。」趙有誠說。這段期間，各界捐贈給臺北慈濟醫院的愛心便當多達四萬多個，還有各種飲料、水果、點心，都為同仁補充滿滿的元氣。還有企業贈送紫外線消毒燈、製氧機、呼吸器，藝人賈永婕網路籌資購買的救命神器HFNC，也送了十五臺到臺北慈濟醫院，立即派上用場搶救重症病患。

疫情再起，再度出征

二〇二一年六月上旬，疫情還未退燒，臺北慈濟醫院及白金花園酒店仍呈滿載狀況，趙有誠寫信給全院同仁：

各位親愛的家人晚安：

這一段時間大家真的非常的辛苦！院長覺得彷彿過了一、兩年這麼長！在慈濟世界，我們不說辛苦，說非常的幸福，因為在這麼大的疫情災難中，我們有付出的機會，能伸出援手，幫助苦難眾生。院長在這裡由衷的感恩每一位同仁無私的付出！

臺北慈濟醫院到今天為止已經照顧了八百一十九位陽性確診的病人。在專責病房，在加護中心，在急診室，在加強版檢疫所，在每個臺北慈院團隊服務的角落，病人們都得到了最溫馨最體貼的照顧。除了專業還有人文。

院長看見一線同仁穿著密不透風的防護衣帽，餵食失智失能的長者，攙扶他們如廁，為阿嬤洗頭沐浴，為阿公清理傷口，祝福的擁抱即將出院的產婦，用真誠的愛，陪伴毒癮發作的病人，耐心對治思覺失調、自閉暴力、重鬱的身心科病人，沒有絲毫的分別心。汗濕了全身，也沒有一丁點馬虎。展現出無限的大愛與智慧。

這些重獲健康解隔的病人，離院當下，無不由衷感恩，雖然他們叫不出我們每個人的名字，但是「臺北慈濟醫院」永遠刻在他們的心中。有病人在卡片上寫著感恩「救人一命，勝造七級浮屠」！

是的，因為大家的犧牲奉獻，才及時挽救了許多珍貴的生命。

我們的醫技及行政同仁更是團隊中的幕後英雄，默默的支撐著整個醫院的運作。最可貴的莫過於大家不分彼此，合和互協，及時補位，默契十足，而且士氣高昂。

不論是社區快篩、疫苗接種或病人收治的人數，臺北慈院都在全國名列前茅！但更令外界讚嘆的是，我們承擔如此之重，依然能如規如矩，有條不紊，保持醫院及醫護行政同仁，平安潔淨無染！

明天起我們又要在新北市五個靜思堂，承擔起大量疫苗接種的工作。一如往常，我們的團隊再度用心的先行規劃動線，並派出最有愛心、最有經驗的團隊為長者服務。也期盼在不久的未來，我們就能在靜思堂親自為鄉親接種慈濟基金會捐贈買進來的疫苗。

疫情終究會過去的！我們在第一線勇敢面對疫病的時候，正寫著歷史！臺北慈院因為盡力付出而茁壯，茁壯則是為了承擔未來更大的責任！

我們一起加油！

二〇二一年夏季，用愛守護九百零六名新冠肺炎病患，是臺北慈濟醫院全體同仁難忘的夏季，經歷這場本土疫情大海嘯的考驗，臺北慈濟醫院更加茁壯。

疫情趨緩八個月後，二〇二二年四月初夏，臺灣新一波嚴重的疫情海嘯又起，臺北慈濟醫院所有同仁在趙有誠帶領下，再度勇赴前線，站上疫浪高頭迎戰。

第五部

再赴疫浪高頭迎戰

新冠肺炎肆虐全球進入第三年，二〇二二年四月臺灣爆發第二波大規模本土疫情。從年初至六月底，這一波由 Omicron 引發的疫情海嘯確診人數已超過三百萬人，所幸臺灣大部分民眾已施打兩劑、甚至三劑新冠疫苗，加上 Omicron 傳染力高但致死率低的特性，染疫民眾以無症狀和輕症者居多，政府也開啟新的「居家照護」模式。

疫情又起，臺北慈濟醫院全體人員再赴疫浪高頭迎戰。雖然作戰方式與前一年有所不同，然而臺北慈濟醫院對病人付出的愛與關懷並無二致，無論輕症、中症、重症，照顧好每一個病人，仍是最高的工作原則。

第十七章

智慧分流，有溫度的關懷

救人最重要，排除萬難都要做到。

——社區暨長照服務部副主任李孟蓉

臺北慈濟醫院的特色就是：誰都可以做原本不會做的事，而且還做得非常出色。就算再苦，擦乾眼淚仍繼續奮戰。

——院長趙有誠

「今年和去年很不一樣的是，大量確診病人留在家裡。」院長趙有誠說。由於病毒株不同，二〇二一年與二〇二二年疫情狀況大不同，二〇二一年確診病人大多病情嚴重，搶救生命是跟時間賽跑；二〇二二年臺灣大部分民眾已施打兩劑、甚至三劑新冠疫苗，加上 Omicron 傳染力高但致死率低的特性，染疫民眾以無症狀和輕症者居多。

二〇二一年夏天的疫情重症多，確診病人幾乎都必須送醫救治，二〇二二年則輕症多，為保全醫療量能醫治重症病患，指揮中心開啟「居家照護」模式，輕症者留在家中，由責任醫院提供居家醫療照護。新北市政府超前部署，在四月十四日依照轄區人口數量劃為七區，各有主責醫院，後來因確診個案太多，陸續調整責任區至十區、十二區。

臺北慈濟醫院負責新店、蘆洲、雙溪、平溪、瑞芳、貢寮六個行政區，人口有五十六萬三千多人，確診病患無論送醫或居家照護，都由臺北慈濟醫院負責，依市府規劃的流程，主責醫院收到衛生局發來的確診個案名單後，必須在十二小時內電話訪問確診病人，依個案健康狀況及居家可隔離環境，評估應分流到醫院、集中檢疫所治療，或收案為居家照護對象。臺北慈濟醫院成立「居家照護中心」負責居家病患照護事宜。

居家照護開啟醫療照護新模式

電話，是居家照護病患與醫院之間的聯繫管道。二〇二二年這波疫情，全臺好幾萬確診者同時居家照護，打指揮中心的一九二二防疫專線、地方衛生局、所屬地區責任醫院，到處碰壁，心中焦慮可想而知，趙有誠說：「如何確保我們找得到病人、病人能聯絡上我們，是居家照護首要之務。」

一開始病人數還不多時，每天收到新北市衛生局提供轄區確診名單後，護理部督導和個案師們就一一電話詢問病人當下健康狀況，如果需要住院或家裡環境不適合居家照護，就安排臺北慈濟醫院住院收治，或住到這波疫情中承接的加強版集中檢疫所矽谷溫泉會館。如果確診者可留在家中照護，則進一步說明居家照護重點，包括隔離幾天、如何照護自己的健康、何時解隔離，以及關懷包如何領取。

執行過程中邊做邊調整，「一開始新北市政府要送『關懷包』給居家照護者，需要詢問地址、緊急聯絡人及電話，可是接電話的居家照護者可能是老先生或老太太，還要請他們下載 App，一弄最少半小時，真是困難的任務。」一趙有誠說。後來陸續修正，因為重點是搶時間關懷病情，因此只要確認居家照護者所在地區、聯絡電話即可。

但確診人數快速增加，關懷電話怎麼也打不完，每天新案兩、三千人，在手上的還有一萬多人，於是全院動員，醫院所有具護理背景的行政人員都抽時間協助打電話關懷病人。但要在十二小時之內聯絡上兩、三千個新病患，難度實在太高。這時，二〇二一年疫情時曾擔任志工關懷居家隔離病患的慈濟師姊們，得知臺北慈濟醫院有人力需求，立刻主動加入關懷行列。她們經驗豐富，加上人醫會的醫師及護理師也在假日時前去幫忙，團結力量大，以電話關懷確診病人的任務順利進行。

然而面對逐日增加的海量名單，一個一個打電話關懷幾乎是不可能的任務，「應該把時間用在最需要的人身上。」護理部主任吳秋鳳不斷向新北市衛生局反映，每日確診個案數以萬計，居家照護關懷電話應調整做法，將主力放在「七十歲以上、十八歲以下」的民眾，介於中間年齡層的個案可先發簡訊，告知有需要時撥打二十四小時專線。後來新北市就調整為對被列為居家照護的個案先發簡訊，並提供視訊掛號的連結，在第一時間安定病人的心。

另一方面，趙有誠將「居家照護中心」移到集檢所矽谷溫泉會館，集中作業，提高效率。

二〇二一年臺北慈濟醫院承接白金花園酒店做為集檢所，二〇二二年則承接距離醫院大約一公里的矽谷溫泉會館做為集檢所，四月初開始規劃，四月十三日正式啟動。和二〇二一年白金花園酒店不同的是，白金一啟用即滿房，矽谷入住率則不高，主要原因是大部分輕症確診者選擇「居家照護」，只有家裡環境不適合居家照護的民眾，才會住進矽谷。入住率不高，加上有寬敞的公共空間可使用，正適合拉電話線、設置電腦，進行居家照護的關懷病患工作。

到六月十日，臺北慈濟醫院居家照護人數已達五萬六千人，最高峰在五月十四日，新案三千八百二十七人，在手上的有一萬六千七百零九人。

臺北慈院關懷專線一定通，外縣市民眾也打來

「為了確保居家照護的病人能聯絡上醫院，我們後來總共設置二十二條專線二十四小時服務，同時特別申請一支專用手機，萬一關懷專線沒人接，就會自動轉接到值班護理長手機，讓民眾安心。」趙有誠說。

沒想到「打臺北慈濟醫院關懷專線一定通」成為民眾口耳相傳的「通關密碼」，關懷專線竟接到不少外縣市如桃園、新竹，甚至臺南等地民眾的電話。接電話的護理師詫異詢問：「為什麼打來這裡？」民眾回答：「因為只有你們的電話打得通！」也有人說：「慈濟的師姊給的電話號碼，說都沒辦法的時候，就打給臺北慈濟醫院。」

還有民眾根本不知道這支電話會打到哪裡，劈頭就問：「你們這是哪

裡？衛生所給我這支電話，說有什麼問題就問這裡。」有的民眾則因終於打通了一支電話，不管三七二十一，先宣洩心中怒火再說，劈哩啪啦一頓抱怨跟指責。

護理部副主任滕安娜說，輕症確診民眾的需求大致分兩類，一是隔離資訊，由於五月政府對居家隔離規定不斷滾動，很多人打電話主要是詢問「需要隔離多久？」「哪一天可以解除隔離？」二是醫療服務，有些病人擔心自己轉重症，希望安排視訊看診、開藥，或直接到醫院就醫。

接電話的同仁都詳細為民眾解惑，即使一接電話就莫名其妙挨民眾一頓罵，護理師依然耐心了解民眾情況，安排最符合需求的處理。電話打通時滿腔怒火的民眾，在電話掛斷前火氣都消了，還會不好意思說聲「謝謝」。

居家照護的民眾因為病情變化焦慮緊張時，臺北慈濟醫院「居家照護中心」的及時關懷就能給予病患莫大安慰。吳秋鳳不斷思考，對於真正需要關懷的對象是否工作到位？如何做得更精緻？例如衛生局提供的名單並沒有分類，吳秋鳳和同仁設計一套自動分類系統，篩選出六十五歲以上、有慢性病的高風險群，叮囑護理師每天特別關懷病人的健康狀況、服藥狀況、居家需求，這種做法確實讓居家照護者安心許多。

視訊診療是「居家看護」服務項目之一，在輕症病患一再暴增後，指揮中心將基層診所也納入居家看護體系，由主責醫院分配名單給診所。由於有些與臺北慈濟醫院合作的診所沒有提供二十四小時醫療服務，如果診所的個案半夜發生緊急狀況，他們就會在專屬的 LINE 群組標注吳秋鳳請求協助，吳秋鳳就會立即打電話詢問個案狀況協助處理，所以她經常得盯著手機，深怕疏漏了緊急訊息，忙不過來時，也會請督導或其他資深護理師協助處理緊急和特殊狀況。

視訊門診，考驗醫病雙方

即使有基層診所分擔，但臺北慈濟醫院視訊門診的業務量仍十分龐大，一開始因規定及操作步驟繁瑣，耗去不少寶貴時間在處理行政流程，「我們有很優秀的胸腔科醫師來視訊看診並開藥，但需要填寫繁瑣的表格，和抗病毒藥 Paxlovid 有交互作用的藥物又特別多，連向病人解釋都有困難。」副院長徐榮源說。

尤其是老人家，身邊如果沒有懂得操作 LINE 視訊的人陪同，得花很多時間。徐榮源曾請副院長張耀仁配合演練，發現如果家裡沒有其他人協助，要一個老人家拿健保卡、身分證在鏡頭前對焦就得花上好幾分鐘時間，即使懂得操作，走完整個看診流程也至少得花二、三十分鐘，「看一個診，醫師和病人都人仰馬翻。」

由於視訊看診快不了，有時預排在後面號碼的病人久等不耐，走開去忙其他事，結果到號時不見人影，狀況百出。「其實百分之八、九十都很順利，有問題僅是零星個案。」雖然這些個案就會占掉很多時間，徐榮源還是以心平氣和的心態面對。根據他那段時間視訊看診的經驗，一個診次約二十五到三十位病人是恰當的，「再多就難消化了。」

視訊看診存在不少問題，後來指揮中心開放電話「通訊問診」，更開放沒有染疫的親友代替病人看診及領藥，才省去不少麻煩。

居家照護及視訊看診都屬於「雲端醫療」，銜接的是醫院的實體醫療服務，如果居家的病患需要送醫，「衛生局設立了一個『綠色通道』群組。」吳秋鳳說，只要在群組內說明個案姓名、病況和陪同者等資料，注明是「急診就醫」或「急診住院」，後續就由「緊急救護組」接手，派救護車接病人到醫院。

而先在群組溝通的好處是，醫護人員可以事先知道病人要急診就醫或急診住院，如果是住院，透過急診就可直入病房，不用在急診待太久，更可紓解急診人潮。

急診爆量，醫護壓力陡升

二〇二二年這波 Omicron 感染力強，病毒進入社區一發不可收拾。四月下旬，快篩陽性率逐漸提高，人心惶惶，五月二十六日「快篩陽即確診」

上路前，民眾快篩陽性仍須到醫院做ＰＣＲ採檢，ＰＣＲ陽性才正式確診，許多快篩陽性的民眾或擔心染疫，或有申請保險給付的需求，急衝醫院做ＰＣＲ，當時臺北慈濟醫院一天可篩檢出五百多名陽性確診個案，相當驚人。

臺北慈濟醫院雖設有社區篩檢站，但起初只採檢不看診，已出現症狀並快篩陽的民眾紛紛擠到急診室，「平常急診一天的病人量大約在一百六十人至一百八十人之間，」急診室護理長蔡芳玲說：「但五月上旬每天都飆到三、四百人！」急診室主任楊久滕以「快篩陽之亂」形容當時的急診亂象，「最多那天來了五百九十多人，去年疫情爆發後急診也人滿為患，但也沒有這麼多。」

「急診病人大增，醫護工作壓力就大升。」蔡芳玲說。雖然今年大部分新冠病人病況不像去年那麼緊急，一到急診就得插管，但篩檢很消耗人力，還要面對病人各式各樣的狀況，比如有老人家確診需要收治至專責病房，但沒有家人陪同，等待床位的時間護理師還得照料老人家三餐。

那段時間急診工作爆量，醫護都疲憊不堪，多數人力時間都用在輕症病患的採檢工作上，但真正需要急診的急重症及外傷病患並不會因為疫情而減少，如此一來，可能就會排擠到真正需要急診的其他疾病重症病患，讓急診團隊心急不已。

「當大量民眾湧到急診排隊等著做ＰＣＲ，我們就得分出醫護人力到急診外面的篩檢站，能留在急診室的人力相對少了，有些真正需要急診醫療處置的病患還是會被延誤到，」急診室副主任林柏蓁說：「那時候常覺得急診人力沒有用在真正需要的地方，真的會急。」

「解決之道就是分流，減少急診的病人。」楊久滕說。所幸醫院很快在原有的社區篩檢站加開「疫病現場門診」，緩解急診緊繃的醫療量能。

智慧分流，疫病門診有效分散急診人潮

「醫療機構最怕的就是輕重症都擠在急診室。」徐榮源表示，五月二十六日之前，快篩陽性還是要做ＰＣＲ才算確診，每天都幾百個大人小孩求

診，由於有症狀，陽性機率相對高，進入醫院門診區病毒容易擴散；去急診因病況輕微，可能要等很久，也會造成急診塞車，若不將這些人分流，急診就爆了。

為了解決急診室人滿為患的問題，「疫病現場門診」五月九日上場，院方調派外科醫師來支援，事前辦理教育訓練，加強外科醫師用藥操作，非內科的護理人員也同樣需要接受教育訓練，門診現場同時還設有採檢區、批價領藥區，醫師問診、採檢、批價、領藥一氣呵成。開藥採「套餐式」，醫師視病人狀況，直接給予固定藥物，包含退燒止痛、呼吸道症狀用藥、腹瀉消脹藥物等。

疫病現場門診大大發揮減輕急診壓力的功能，第一天有七十四人就診，五月十二日起加開夜診，服務白天沒有空、晚上才能就醫的民眾。由外科部主任暨胸腔外科主治醫師程建博負責的診次，一個早上四小時可以看一百二十位，下午診可以看到八十幾位，加上夜診七十多位；另外一般外科陳家輝醫師一個診順利開出二十二份抗病毒藥物。

「在陽性率飆高時，一定要將病人智慧分流，才能有效避免病毒擴散及交互感染。」趙有誠說。四月下旬 Omicron 出現在社區大流行之勢，院方立即將原本的「社區篩檢站」再切出「醫院篩檢站」，前者供一般社區民眾採檢，後者供即將住院的病患和陪病家屬、自費出國PCR，以及醫院同仁採檢，避免大家排隊待採檢時互相傳染。「疫病門診的開設，也是智慧分流的一環。」

而這波疫情海嘯之初，十二歲以下小朋友因還未施打疫苗，時見染疫，臺北慈濟醫院一開始收治的確診病患中，即有不少學童。四月下旬，新北中和區兩歲男童染疫不治後，家長的心都揪起來了，孩子一有症狀就往急診衝，急診曾短時間內湧進一百多個疑似染疫的小朋友，有的發燒，有的喉嚨痛，有的是爸媽牽來醫院，有的是抱來求救，「所以我們馬上從疫病現場門診再切出十二歲以下孩童專屬的『黃昏兒童疫病門診』，為輕中症小朋友開一個看診拿藥的專屬通道，如果評估病情嚴重，馬上安排住院。」趙有誠說。「考量家長也可能染疫了，『黃昏兒童疫病門診』再改為『黃昏親子疫病門診』，爸媽和小孩可以同時看診，節省一個家庭耗費在候診的時間。」

因應「醫院篩檢站」及各個疫病門診陸續成立，社區暨長照服務部副主任李孟蓉新招收七名防疫護理師，還有許多跨單位同仁支援，包括醫師、藥師、醫檢師、醫事室（批價及收費）、文書，兩三天之內全部設置到位。雖然時間很緊迫，「但是救人更重要，排除萬難都要做到！」李孟蓉說。

篩檢現場李孟蓉還安排輪椅，以免有人等太久身體不舒服；八十歲以上長者則有「愛心號」可優先篩檢，抱小孩的家長引導至黃昏親子疫病門診，井然有序。

統籌負責社區篩檢站及疫病現場門診業務的李孟蓉原是護理部督導，後來升任社區暨長照服務部副主任，「她可以不再管篩檢站及疫病門診，因為與她無關了，」趙有誠說，但臺北慈濟醫院的特色就是，「有事情的時候，誰都可以做原本非業務的事，而且還做得非常出色。就算再辛苦，哭完擦乾眼淚，仍舊繼續奮戰。」

第十八章

爸媽別慌，每個孩子都是心肝寶貝

每個孩子不只是爸媽的寶，臺北慈濟醫院也視若珍寶，醫護竭盡心力照護染疫孩童，務必讓孩子都回復活蹦亂跳的可愛。

——院長趙有誠

每一個孩子都不能失去。臺北慈濟醫院在這波疫情中提高警覺、極力搶救，希望避免不幸事件發生。

——兒科部主任余俊賢

「孩子是這一波 Omicrom 疫情關注重點。」院長趙有誠說。二〇二一年的疫情海嘯，臺北慈濟醫院收治的小朋友病患數是二十八個，但二〇二二年從四月一日到五月下旬，一個半月時間收治住院及出院的小朋友已有兩百二十四個。

從急診量來看，兒科病人也占了急診量的四分之一到三分之一。「每個孩子不只是爸媽的寶，臺北慈濟醫院也視若珍寶，醫護竭盡心力照護染疫孩童，務必讓孩子都回復活蹦亂跳的可愛。」趙有誠說。

從蛛絲馬跡研判小朋友病情

二〇二二年 Omicron 疫情和二〇二一年很不一樣，「這個病毒的傳染性高，對於十二歲以下沒有打疫苗的小朋友來說，這種新興傳染病很難預防。」兒科部主任余俊賢說。

對兒科病人，除了縮短等候時間，最重要的是要及早辨識出重症徵兆。

然而幼兒感染 Omicron 之後的發燒、噁心、嘔吐等症狀，都是非特異性症狀，要從中判定有沒有可能轉為重症，確實不容易，還得透過小朋友的生命跡象、呼吸狀況、唇色、精神狀態來綜合評估。

每當出現小病人，醫護團隊謹慎面對、優先處理，偵測雷達更是全開，「年紀太小的幼兒不會表達哪裡不舒服，醫師更擔心在這些表面症狀之下，是否隱藏了其他疾病？只能靠醫護細心發現。」余俊賢說。

急診檢傷護理人員都得提高警覺，只要稍有異常，就會聯絡兒科醫師搶先處理。

「有一個小朋友因為發燒來就醫，剛開始以為是尿道感染，快篩結果竟然是陽性，但那時還得等PCR才能判定是否確診。」余俊賢說。在等待PCR採檢結果出爐前，又擔心小朋友成為院內感染破口。幸好很快確認PCR陽性，馬上將小朋友轉到專責病房。住院期間，小朋友持續發燒、肚子痛，經檢查發現是合併闌尾炎。所幸小朋友最後順利出院，也沒有造成院內感染。

一個都不能少

隨著確診人數攀升，小朋友染疫人數也增加，也接連發生染疫幼兒不幸死亡的事件。每一個染疫孩童後面，都是心慌焦慮的爸爸媽媽、阿公阿嬤。「即使是萬分之一的死亡率，都是我們難以承受的。」余俊賢說。「對任何家長來說，每一個孩子都不能失去。因此臺北慈濟醫院在這波疫情中提高警覺、極力搶救，希望避免不幸事件發生。」

依指揮中心公告，這波疫情中，三個月以下的嬰兒發燒一律住院、三個月到一歲且發燒三十九度以上住院；另外像是精神狀況不佳、活動力減少、持續嘔吐、抽搐的小病人也需要住院，原則上都收入專責病房。不同於二〇二一年的小病人人數少、一住院就是十四天，二〇二二年這波疫情小病人人數雖多，但通常第二天燒就退了，第三、四天症狀大有改善了，就可以出院回家，「希望小朋友可以在最短的時間都平安回家，」余俊賢說：「這是我們努力的目標。」

卯足全力照護小病人

有別於二〇二一年確診者孤身在病室被隔離，後來至多開放同住家人確診可兩人一室；二〇二二年專責病房可以多人一室，除了成人男女分室，小朋友則盡量安排同住一室，有時病室裡住了四個小朋友，症狀並不嚴重，很快打成一片，吱吱喳喳，氣氛歡樂，小病人的童言童語也為病房增添幾許歡樂氣息。

而為了照顧染疫小朋友，習慣照顧大人的專責病房護理師，卯足勁學習照顧小病人及哄小病人的技能，身上總要準備一些小禮物，隨時掏出來安撫情緒不安的小朋友，練習當「孩子王」。四月四日兒童節當天，10A、12A兩個專責病房共有二十六個確診小朋友，護理團隊也特別為小朋友準備小禮物，讓他們有個歡樂的兒童節。

今年小病人多，指揮中心開放家屬即使陰性也可以陪病。有一個小女孩入住後，陪病的媽媽先回家處理事情，她一個人怯生生的坐在病室一角，同病室其他三位年齡相仿的中低年級孩子主動跟她說話，其中一位小女生說：「你還好嗎？我睡這一床、我妹妹睡那一床，你就睡這張床，我媽媽去生三寶囉！」先入住的小女生伸出友誼的手，消弭剛入住小女生身處陌生環境的緊張，場面溫馨。

不過每個家庭都有各自的情況，曾經一個小男孩因症狀較嚴重需要住院，但媽媽帶兒子到專責病房後卻嚷著要出院，「我們耐心詢問，才知道原來是單親家庭，家裡還有一個小女兒需要媽媽照顧。」二〇二二年四月中旬調派到10Ａ專責病房擔任護理長的鄭愉軒說，依規定，專責病房不能更換陪病者，但遇到特殊情況，還是要給家屬一點彈性空間，特別通融這位媽媽回去照顧妹妹，另找親人來醫院照顧哥哥。

專責病房10Ａ與12Ａ原本都是護理長何佩柔的「轄區」，四月中旬，由於兒科病房病人較少，護理部調派兒科病房護理長鄭愉軒擔任10Ａ專責病房護理長，分擔何佩柔的重擔，同時也調派兩名兒科護理師來支援照顧染疫小朋友。「對平常習慣照顧成人的護理師，要轉換成照顧小朋友，壓力還滿大的。」何佩柔說。鄭愉軒調任10A護理長後，何佩柔特別請她到12A教護理師如何評估小朋友病情進展，以及為小朋友打針的技巧，「我們護理師學會並成功為小嬰兒打針時，開心極了！」

搶救併發「橫紋肌溶解症」小病人

醫療團隊發現，這波疫情小病人除了發生腦炎、哮吼，還有一個特別現象，就是出現多例「橫紋肌溶解症」。

兒童感染科主治醫師吳秉昇說，當肌肉受外力影響，破壞了人體橫紋肌細胞，橫紋肌裡的酵素跟產物跑進血液中，造成肌肉劇烈疼痛、腫脹、無法行走，就是「橫紋肌溶解症」。正常情況下，肌肉酵素不會大量出現在血液中，常見於激烈運動或病毒感染。一旦大量肌肉酵素進入血液，必須靠腎臟代謝才能排出體外，若未及時發現、補水，導致代謝廢物阻塞在腎臟，就會出現尿量減少及茶色尿液、電解質失衡，嚴重的橫紋肌溶解症可能導致急性腎臟衰竭，甚至致死。

年紀稍大能夠表達的小朋友，會說小腿痠痛沒辦法走路，但年紀較小的小朋友必須靠醫師細心發現，一旦懷疑是橫紋肌溶解症，可透過抽血檢查來確認，「罹患這個疾病，病人的磷酸肌酸激酶（CPK）數值非常高。」吳秉昇說，還好只要及時以點滴輸注大量生理食鹽水，幫助代謝，可順利治癒。

六歲的瑄瑄就是醫師有所警覺而發現的個案。五月初瑄瑄發燒後確診新冠肺炎，由於症狀輕微，列為居家照護個案，由媽媽陪伴照顧。但退燒兩天後，瑄瑄突然雙腳小腿疼痛，不但沒辦法站也沒辦法走，甚至碰到就痛得受不了。一開始媽媽以為瑄瑄小腿抽筋，為女兒按摩雙腳後，雖然疼痛比較舒緩，但仍然沒辦法站，於是掛了臺北慈濟醫院視訊門診。

看診的吳秉昇請瑄瑄站起來，發現她無法站立是因為劇痛，而不是沒有力氣，初步排除神經系統造成的無力情況，懷疑是肌肉問題，並思考橫紋肌溶解症的可能性，建議就醫住院。抽血發現，瑄瑄血液中的磷酸肌酸激酶是正常值的二十三倍，診斷為染疫後併發的「橫紋肌溶解症」。

「兒童的橫紋肌溶解症並沒有標準的治療方式，大量補水是必要的，才能避免體內的廢物在腎臟堆積引發急性腎衰竭。」在確認瑄瑄的狀況後，為避免併發急性腎衰竭，醫療團隊馬上用點滴為瑄瑄輸注大量生理食鹽水，補充水分，加速代謝，隔天瑄瑄的腳痛情形大幅改善，已經可以下床行走，三天後恢復活力，返家隔離。

瑄瑄是臺北慈濟醫院發現的第一例兒童染疫併發橫紋肌溶解症，之後到六月上旬，累計治療十個這樣的小朋友。「過去流感病毒被認為會侵犯肌肉組織，所以臨床常有流感併發橫紋肌溶解症的病例；新冠病毒併發橫紋肌溶解症的案例報告雖然曾出現在文獻上，但無論大人、小孩都罕見。」吳秉昇說，沒想到這波疫情中接二連三有小朋友發生這個狀況。

由於染疫併發的橫紋肌溶解症是出現在急性症狀改善後，如果小朋友是居家照護，比較不容易及時發現就醫，所以他為確診小朋友看診時不忘提醒家長，如果小朋友已退燒、臨床症狀也有所改善，但雙腳出現劇烈疼痛無法站立，或伴隨尿液減少的情形，務必趕快就醫。

喜迎十個新生兒

已經出生的小朋友是寶，還未出生的胎兒也是寶，臺北慈濟醫院在二〇二二年的疫情中，至六月上旬，已陸續為十個確診孕婦接生，如同前一年在疫情中為確診孕婦剖腹或接生一樣，每一個新生命的到來，都令醫護團隊振奮不已。

「今年指揮中心的政策是確診孕婦如果懷孕週數已滿三十六週，考量隨時有生產的可能，可安排收治於專責病房治療及待產。」婦產部產科主任張銀洸說，這十名孕婦有六人原本就在臺北慈濟醫院產檢，四人自外院轉入，由於不是每家醫療院所都願意替確診孕婦接生，所以有的孕婦被轉來時並沒有產檢病歷，「沒關係，碰到這種情況，產科醫師會透過照超音波來了解寶寶的大小和胎位，並替孕婦綁上胎心音監測器，監測子宮收縮狀況和胎兒心跳情形，評估胎兒健康。」

由於多數孕婦已接種新冠疫苗，這十個染疫孕婦皆是流鼻水、咳嗽、頭痛等上呼吸道的輕症症狀，不必用到抗病毒藥物治療，也減輕孕婦的焦慮。有了二〇二一年照顧重症染疫孕婦的經驗，產科團隊今年對如何照顧確診孕婦及接生小寶寶可說駕輕就熟，十個準媽媽在醫療團隊細心照護下，全數平安自然生產。

其中有個孕婦在懷孕三十九週時，和兩個女兒同時確診，母女三人一起住進專責病房（兩個女兒就是前文媽媽去生三寶的小姊妹），只有爸爸陰性居家隔離。但媽媽在病室裡「一打二」太累，因此由爸爸來陪病照顧兩個女兒。原本媽媽心想，快解隔了，可以回家待產，沒想到羊水破了，何佩柔立即打電話向產房求助，請產房派人來接走臨盆的孕婦。

已經有兩寶的爸爸還是很緊張，想陪太太生產，兩個女兒超齡的說：「你去幹嘛？生小孩而已，媽媽又不是沒經驗。」但拗不過爸爸，女兒們無奈擺手說：「好啦，讓他去、讓他去！」有趣的對話，讓一旁的護理師都忍不住笑出來。何佩柔拿一套隔離衣給爸爸，產房人員帶他走防疫通道、搭防疫電梯，再走產房的防疫通道到產房外，完成他陪產的心願。

「小寶寶出生後的狀況要第一時間掌握。」張銀洸說。生產前婦產科即先照會兒科醫師，在孕婦出現產兆轉至產房後，產科與兒科的醫護人員便會換上全套防護裝接生，寶寶出生後兒科馬上接手照護，「最棒的是新生兒在出生後二十四小時和四十八小時兩次採檢，都是陰性，排除被媽媽垂直傳染的可能。」張銀洸說。每一個寶寶都平安健康，就是接生團隊最好的禮物。

第十九章

不讓機構長者及洗腎病患成人球

拉長情、擴大愛，只要機構有需求，我們都會盡力去幫忙。

——社區暨長照服務部社工師林資菁

自己的病人自己救，染疫洗腎病人都轉入專責病房，希望他們能平安回家。

——腎臟透析中心護理長黃瑞玲

疫情中，老弱婦孺是相對容易染疫的族群，都要顧好。「這波疫情當中，最難處理的是從安養中心、洗腎中心等養護機構後送到醫院的病人。」一院長趙有誠說。這波疫情，長照機構是重災區，養護機構只要有一位長者染疫，疫情就很容易擴散開來，造成一堆住民都被送進醫院，讓醫院難以負荷。此外臺北慈濟醫院也收治不少外院洗腎中心染疫的洗腎病人，他們每週一、三、五，或是二、四、六需要洗腎，然而專責病房建置的洗腎床位有限，一時消化不了大量病人。

主動出擊，養護機構難處我們來解決

「這波疫情臺北慈濟醫院短時間內開出專責病房一百五十床、加護病床也增床到二十六床，但面對源源不絕送來的養護機構染疫長者及洗腎病人，病床再多也不夠用，何況還需收治一般確診病人。」趙有誠說。不得已只好採確診長者住院超過三、五天、稍微年輕（八十歲以下），只要沒有重症危險，就安排出院回家改為「居家照護」模式，將病床讓給更緊急的病人。

但這些高齡長輩多半沒有接種新冠疫苗，多數人病毒量下降非常慢，病情好轉速度也慢，好不容易可以出院，很多家庭卻因種種難處無法接回原本住在養護機構的長輩；而機構為了保護未確診的長者，也不能將還沒解除確診警報的長輩帶回去。長輩成為人球，如何安置才好？

面對問題馬上解決是趙有誠的行事風格，否則長者跟洗腎病人塞在急診等病床的現象難以改善，折騰病人也折騰醫護。他五月一日打電話向衛福部次長石崇良報告，反映安養中心和洗腎中心衍生的問題。石崇良明白醫院為難之處，當天下午就擬好命令，隔天五月二日早上發布「安養中心和洗腎中心確診病人可就地隔離並觀察」的措施，後來還擴及月子中心、康復之家。

然而安養中心等養護機構擔心無法妥善照顧確診長者，也擔心無法向家屬交代，仍不斷把有症狀的確診病人往醫院送。於是臺北慈濟醫院改變策略，主動接洽安養中心負責人，當一名養護機構負責人大吐苦水說「沒有快篩試劑，缺很多東西……」趙有誠就抓到關鍵緣由，當即表示可以提供快篩試劑等防疫物資，病人有需要時還可以提供視訊看診、送藥服務，讓對方覺得有依靠，當再有住民確診，也就不會急著往醫院送。院方也送防疫物資到臺北市文山區的忠義育幼院，供院童及工作人員使用。

趙有誠責成社工師林資菁擔任養護機構及洗腎中心窗口負責人。林資菁善盡其責，她先主動打電話聯繫新店地區的養護機構，釋出善意，告知臺北慈濟醫院可提供哪些醫療服務，詢問機構長者有哪些狀況？是否需要協助？並留下她的聯絡方式，確保對方找得到她。

有一次，林資菁聯絡轄區內一家養護機構時，身兼護理長一職的機構負責人在電話那頭激動落淚，因為機構染疫長者不斷增加，安排就醫不易，林資菁的電話讓她有如抓到救命繩，解決她當下難題。這位機構負責人「呷好道相報」，告知其他養護機構，若有住民染疫問題可聯絡臺北慈濟醫院協助，於是林資菁和多家養護中心都有了連結，即使幸運暫且平安沒事的機構，林資菁也和對方加 LINE 互留聯絡方式，以備不時之需。

而先前為居家照護病患開設的視訊門診，也在這個時候派上大用場。這些養護機構會定期為住民快篩，一有陽性個案馬上造冊給林資菁，安排視訊門診，再由機構的人到醫院領藥。即使只有一名住民確診，也安排視訊看診，避免波及其他住民，讓大家都安心。

副院長徐榮源承擔為轄內養護機構開辦視訊看診的工作，到五月底已負責四十二家養護機構，「機構數再增加也不是問題，」他說，疫情之中讓民眾安心是醫院重要任務，臺北慈濟醫院抱持「要讓民眾安定、安心，醫療專業就由醫院來負責。」而且為安養機構的確診病人視訊看診時，由於機構的護理師清楚病人病情及用藥情況，看診反而更順，「病人需要抗病毒藥物，用藥及時，可以大幅降低病人的死亡率。」徐榮源說。

愛的網絡，善的循環

臺北慈濟醫院和養護機構的良性互動，建立起愛的網絡，並引發「善的循環」的連鎖效應。

一名從安養中心送到醫院住院的住民可以出院了，但他原本居住的機構，因為住民快篩都是陰性，沒辦法讓他回去，家人也無法接他回家，幸好林資菁先前主動和新店地區的養護機構保持聯絡，當她釋出有一名病人無法回原本養護機構的訊息，馬上有其他機構表示可以承接，銜接照顧這名病人。林資菁深刻感受到證嚴法師所說：「幫助別人就是幫助自己。」過去付出時沒有想過接受回報，沒想到還是得到回饋。

有些養護機構也收治身心科病人，「這類病人有一項特性，就是只要他信任一位醫師，不管任何情況，他就只要看這位醫師。」林資菁說。在疫情嚴重的五月，一名固定在臺北慈濟醫院看精神科的護理之家住民，一直吵嚷著要回醫院，他不是要到精神科回診，而是因為身上有傷口潰爛，護理之家的護理師幫他擦藥，他馬上抹掉，執著要擦一種成藥藥粉，但是擦了傷口仍然沒有好轉。

由於他很信任臺北慈濟醫院的醫師，林資菁特別拜託醫師為這個病人視訊看診，醫師爽快答應，透過視訊叮嚀病人：「你要乖乖讓護理師擦藥，傷口才會好。」林資菁隔天再追蹤，病人果然願意讓護理師擦藥。她說：「拉長情、擴大愛，只要機構有需求，我們都會盡力去幫忙。」

流浪的洗腎病人，在臺北慈院覓得歸處

疫情中淪為人球的除了養護機構的長者，還有洗腎病人。「洗腎病患是疫情中另一個弱勢族群，洗腎病人因每週須洗腎三次，多有固定的洗腎處所，然而一旦確診，就可能被原洗腎中心拒於門外，變成人球。」趙有誠說，這波疫情中，有不少院外的洗腎病人，確診後因其他醫院拒收，轉送到臺北慈濟醫院，「我們醫院的腎臟透析中心原本就有大約兩百五十名洗腎病人，四月到五月陸續約四十人染疫，同仁除了顧原本自己的病人，還要顧外院轉來的洗腎病人，負荷非常重。」

「我們腎臟透析中心總共有五十二床，但為免病毒擴散，只能在專責病房為染疫病人洗腎，」腎臟透析中心護理長黃瑞玲表示：「自己的病人自己

救，院內染疫的洗腎病人都轉入專責病房，希望他們能平安回家。」洗腎需要機器、管路及RO逆滲透水等設施，為此，醫院特別購買移動式RO機器供染疫洗腎病人使用，四個專責病房各保留五床給需洗腎的病人。

而為避免院內的腎臟透析中心成為病毒擴散地，黃瑞玲每天早上五點就到醫院，打開要價百萬的紫消燈，進行腎臟透析中心五個區域大消毒。其實大夜班護理人員會開紫消燈，但是機器一開，人就必須馬上離開。黃瑞玲擔心消毒不完全，每天趕早再來一回合，保障病人及醫護安全。院方提供洗腎室三臺紫消燈，先消毒三區，再消毒另外兩區，所以她必須五點到院，才來得及早班病人展開洗腎作業。

「洗腎病人免疫力比較不好，施打疫苗後顯現的抗體並不是很理想，確診後Ct值要降到可以解隔的三十很慢。」黃瑞玲說。二〇二一年的經驗是大概要治療一個月，二〇二二年則是兩星期，而且必須再篩檢確認康復無誤，才能讓他們回到門診區的腎臟透析中心洗腎，也才能空出專責病房的洗腎床位，承接其他染疫洗腎病人。

每當專責病房內確診洗腎病人的洗腎時間到了，腎臟透析中心的護理師就穿上全套隔離裝，推移動式洗腎機進去為他們洗腎。在專責病房內為病患洗腎工程浩大，通常前置作業，包括量體溫、清洗手部及瘻管、量體重、檢查血管通路、量血壓等，就要花大約三十分鐘，為降低染疫風險，護理師不會一直待在專責病房裡，但會在外面待命，一旦病人生命徵象有變化或機器警報聲響起，就立即衝進去解除危機。雖然腎臟透析中心護理師在疫情中工作量大增，但大家都覺得很值得。

如果病人排一大早洗腎，由於早餐還沒送來，餓著肚子可能影響洗腎效果，病人也可能出現低血糖或低血壓的狀況，因此黃瑞玲常自掏腰包買早餐給病人吃，有些老人家胃口差，她也為他們準備合口味的早點，溫熱的早餐，不只暖了病人的胃，也暖了他們的心。

二〇二一年疫情期間，加護病房外的一般專責病房，洗腎病人並不多，但凶險的病毒使大約一半的人往生；二〇二二年染疫洗腎病患人數增加很多，「幸好病情多數穩定。」黃瑞玲說。洗腎病人中，唯一的重症是一名七十七歲的長者，出現肺部浸潤嚴重的情況，幸好入院第七天，第三次洗腎後狀況好轉，從死亡邊緣把他救回來；但另一名確診的病人卻因心臟病猝逝，讓她無限惋惜。

疫情中，臺北慈濟醫院想方設法，不讓養護機構確診長者成為無處可去的人球；而諸多染疫洗腎病人在原洗腎機構吃閉門羹，到其他洗腎中心也碰壁，臺北慈濟醫院敞開大門收治，讓他們覓得歸處，終結成為人球的命運。

臺北慈濟醫院以具體行動，實踐了醫者之心。

第二十章

盔甲穿好，守護生命守護愛

絕對有壓力，但是沒有處理不了的。

——院長趙有誠

臺北慈濟醫院的護理師有一項特質，就是事情來了彼此會互相承擔與合作。

——護理部主任吳秋鳳

新冠疫情在臺灣盤旋兩年半了，兩度掀起大海嘯，如何做到全院一心、攜手抗疫？「同仁拋出問題，一定是遇到困難，必須協助他解決，同時要讓同仁覺得你是和他站在一起的，而不是只發號施令，唯有『和他一起』，才能解決事情。」院長趙有誠說，全院有共識，做起事來就不會有太大的阻礙。

不分上下，一起承擔

解決問題，趙有誠習慣從源頭找癥結，這波疫情中，第一個例子是養護機構不分輕重症一律將確診住民送到醫院，造成急診室和專責病房超負荷，「我跟同仁說，在急診室和病房著急沒有用，解決問題跟看病一樣，一定要從源頭了解困難所在，才能對症下藥。」趙有誠先找衛福部商討規定可以怎麼改；接著找養護機構負責人了解他們遇到什麼困難；第二個例子是洗腎機構，先問病人從哪個洗腎機構轉來，請腎臟透析中心主任郭克林聯絡該機構負責人，商討如何一起幫助病人；第三個例子是急診湧入大量做ＰＣＲ的民眾，院方除了先後開設「疫病門診」及「黃昏親子疫病門診」來解決，也不斷向政府相關機構建議快篩陽即確診的方案。

疫情期間，臺北慈濟醫院每天召開防疫會議，開會前趙有誠即設定好今日主要議題，沙盤推演可行方案，疫情期間問題是解決一個又來一個，通常只要趙有誠提出一個解決方向，同仁就會想出執行的方法，大家彼此協商、通力合作。「大家都是一家人，防疫會議中溝通誰來做、溝通要怎麼做，某個單位承擔了，就由他負責，但若超出負荷，就請求支援。」趙有誠說。「絕對有壓力，但是沒有處理不了的。」

醫護也染疫，靈活調度有限人力

二〇二一年疫情嚴峻，全臺進入三級警戒，當時各醫院例行醫療服務降載，也暫停非必要手術，集中資源搶救重症病患，民眾生病除非忍不了，也盡量不跑醫院，「那時還能從其他科及開刀房調派人力支援專責病房和第一線工作。」護理部主任吳秋鳳說。但這一波 Omicron 染疫患者多半病症輕微，社會運作正常，民眾生活也如常，包括就醫看診，並沒有受疫情很大影響，慢性病患到院看診人數並沒有減少，一般病房的占床率也和平常一樣，然而為了因應不斷增加的住院病患，專責病房開了四間，病床從五十床一路增加到一百五十床。加護病房也總共開了二十六床專責床位，醫護人力非常吃緊。

護理部副主任滕安娜認為，今年疫情海嘯與去年最大的不同在於：「二○二一年敵人在哪很明顯，彷彿有塗顏色，醫護人員、病人與家屬警覺性都很高，以最高規格防疫；但二○二二年則不是，敵人遍布社區卻看不見，而且無聲無息，難以防範。」因此陸續有同仁確診，必須居家隔離，造成人力也不足。

「假設病毒肆虐就像戰場上的『槍林彈雨』，確診的人就是『中彈受傷』，醫護同仁在戰場上搶救一個個傷者，自己也可能因而中彈。」趙有誠說。前兩年臺北慈濟醫院做到院內零感染，但 Omicron 戰線長且廣，同仁很難全身而退。

這波疫情中，臺北慈濟醫院依然有慈濟體系做為堅強後盾，「證嚴上人心繫第一線醫護人員，不斷送來關懷，叮嚀大家盔甲穿好，保護好自己，才有能力照顧別人。」趙有誠說。

院方也妥善照顧確診同仁，主任祕書喬麗華一一打電話關心染疫同仁及他們的家人，也安排確診同仁入住集檢所矽谷溫泉會館，解決了他們不敢回家隔離的困境，讓同仁安心養病。

醫護一旦染疫，原就吃緊的人力更是雪上加霜，「臺北慈濟醫院護理師有一項特質，就是事情來了彼此會互相承擔與合作。」吳秋鳳說。疫情爆發後最辛苦的單位是急診，也是染疫的高風險環境，因此陸續有同仁確診。護理部盤點人力，調派五名護理師到急診支援，解燃眉之急。

「四月到五月，真是身心俱疲的一個月，」急診室護理長蔡芳玲說，病人爆量但人力捉襟見肘，而民眾又不理解急診的作業流程，「急診進來的病人需要檢傷分類，由資深經驗豐富的護理師研判病情輕重緩急，決定誰先看診，不是先來就可以先看，」護理師常常要花很多時間耐心說明，甚至承受民眾的質疑與怒氣，「大家一直說好累、好辛苦。」

然而，每個單位都陸續有同仁確診，滕安娜說，專責病房真的調派不出人力時就「拉八八」，三班制變成兩班制，從早上八點工作到晚上八點，共十二個小時，穿著全套防護裝備進病房一忙好幾個小時，出來卸裝時，每個人都渾身濕透。「同仁可能一整天都沒時間吃飯，但喊他們出來用餐，他們都說『再等一下！』因為他們要把照顧病人的工作做完。」護理長何佩柔說。大家責任感都很重。

而隨著政策改變，後來只要病人好轉，三、五天就得從專責病房出院回家，好讓其他等床的確診病人進來。每天一早，趙有誠就跟專責病房主治醫師討論哪些病人可以出院、哪些病人可以轉送加強版集中檢疫所。滕安娜也詢問專責病房的護理長：「今天有沒有預備出院的床？」出院人數必須事先掌握，因為病人出院後，病室必須馬上大清消，接著打掃、鋪新床單，等著新病人入住。

「有時一次出院十個，馬上再進來十個，真的是跟時間賽跑，」何佩柔說，加上行政流程及待辦事項特別繁瑣，「感覺永遠下不了班，壓力比二〇二一年還大，有護理師累到忍不住哭了。」何佩柔心疼同仁，但也只能跟著一起撐下去，大家抹去汗水、擦乾淚水，繼續進病房照顧病人。

這波疫情中，滕安娜看到護理同仁展現了跟前一年一樣的使命感與向心力，沒有人退卻，原本要離職返鄉的人也先留下來幫忙，「她們說，多一個人，就多一雙手。」

人力吃緊也要拚到最後一刻

疫情中，雖然多數民眾生活沒有受到太大影響，但有重症風險的確診病患家人則備受煎熬，急診室主治醫師盧冠伶印象深刻，一個年約六十歲的男子，陪八十多歲確診的老爸爸到急診就醫，提及媽媽已經確診住院治療。她基於職責告訴兒子，老人家有慢性病，有時病情變化很快，他必須做老人家可能需要插管的心理準備，「兒子馬上就紅了眼眶，但神情是『我理解』，他知道爸爸媽媽可能會經歷一段難熬的過程。」盧冠伶說，醫師能做的，就是即使再累，也要盡全力照顧好病人。

雖然指揮中心表示，今年確診病患有百分之九十九點六為輕症或無症狀，但對專責加護病房醫護團隊來說，今年並不比去年輕鬆，「去年疫情一爆發就又急又猛，今年雖然比較緩和，但確診人數太多太多，」內科加護病房主任蘇文麟說，六月上旬全臺灣累計兩百多萬人確診，即使重症率只在萬分之七到萬分之十之間，但分母數多，重症病患換算下來還是不少，「仍然有很多重症病患需要插管送至加護病房。」

他說，四月十七日加護病房就收治了今年第一個新冠重症插管病人，五月六日第一加護病房九床滿床，加開第二加護病房，五月二十七日專責加護病床擴床到二十六個床位，只比去年的三十三床少七張，而去年加護病房收治病患數約八十人，今年至六月七日已七十六人。而專責加護病房也是高感染風險區，在這波疫情中，醫護團隊亦陸續有人確診，「醫護染疫至少隔離七天，七天後快篩陰可回工作崗位，快篩陽繼續隔離。」蘇文麟說。去年撐過最慘烈的高峰期後，大家還勉強可以休假，今年不一樣，因為不斷有同仁確診，其他同仁就得一直工作，撐到確診同仁康復回來。「我們都開玩笑說，什麼時候可以休息？就是你確診的時候，如果你都沒有染疫，那就繼續工作吧，撐到倒下去再換人。」蘇文麟形容，去年跟病毒是短兵相接，快速激烈，但今年每天幾萬人確診，像在打消耗戰、持久戰，「感覺今年時間很漫長，好像看不到天明。」

「還好 Omicron 致死率低，讓醫護比較不挫折，壓力也比較小；去年感覺再怎麼努力，怎麼病人肺炎愈來愈嚴重又缺氧又腎衰竭，然後就走了，很挫折；今年多數人都打了疫苗，即使重症，跟去年的重症也有程度的差異。」蘇文麟說，今年需要插管的幾乎都是高齡有共病的長者，不少來自養護機構，不像去年有二十多歲、三十多歲的重症病患。加上 Omicron 通常攻擊上呼吸道，比較沒有到肺部去，病人少有呼吸衰竭情況，不需要為病患施行俯臥治療，「俯臥治療非常消耗人力，人力不足還要俯臥治療的話，大家真要不支倒地了。」

過去兩年累積下來的治療經驗，對今年救治重症病患也有很大幫助，比如留意病人是否出現血栓，加上今年重症治療用藥包括抗病毒的瑞德西韋及抗發炎的類固醇、免疫抑制劑，都已下放給醫院自行控管，醫師使用方便很多，不像去年初期還得去疾管署領藥。今年也新增口服抗病毒藥物，在治療上比較得心應手，大大提升插管進專責加護病房的病患順利拔管、轉回專責一般病房的機率，包括五月一例用上葉克膜救命的病患。

這位五十五歲的王先生因有糖尿病及高血壓，擔心打新冠疫苗會有風險而未接種疫苗，在這波 Omicron 疫情中染疫後，呼吸困難，家人緊急撥打一一九將他送醫，救護車上測得他的血氧濃度只有百分之三十五，送到臺北慈濟醫院急診室時已陷入昏迷。心臟血管外科團隊在最短時間內為王先生裝上葉克膜，轉入專責加護病房照護，隨著病況逐日穩定，第十三天撤掉葉克膜、拔掉呼吸管，轉至專責一般病房照護，一週出院返家，醫療團隊才放下心中的大石。

疫情下的感恩之心

疫情延燒兩年餘，雖然一逢疫情海嘯急診就首當其衝，然而是醫師也是虔誠佛教徒的盧冠伶，以佛教中的「小三災」——戰爭、瘟疫、飢荒來看待疫情，有不一樣的領會。

「新冠肺炎改變了世人生活的樣貌，未來兩、三年，我們可能仍籠罩在新冠病毒的陰影之下，但看看疫情出現以來多少國家的慘況，而臺灣疫情一直算控制得宜；再看看此時此刻烏克蘭人民同時承受瘟疫與戰爭之苦，我們只有瘟疫，我心裡是很感恩的。」她說。

「再多的辛苦終會過去，而我們也會累積更多的治療經驗。」願意為照顧病人「拚到倒下去」的蘇文麟，心心念念的是重症病人的治療，他感恩每一個病人帶給醫療團隊的學習與成長，「無論疫情持續多久，我們愈來愈有信心照顧好每一位染疫的重症病人。」

「團隊合作原本就是我們的強項，疫情中同仁表現更是亮眼。」對於全院同仁連續兩年同心協力站上疫浪高頭迎戰，趙有誠除了感恩，還是感恩。「三年前，全世界沒有人想得到，一個新的病毒攪得天下大亂，」然而，也是這個新病毒對醫療照護的新考驗與挑戰，砥礪臺北慈濟醫院成為更好的醫院，對全院同仁來說，「穿好盔甲，盡最大努力，守護生命守護愛」不只是信念，更是深入同仁內心的價值與行動。

無情病毒，有情醫療

二〇〇五年五月八日臺北慈濟醫院正式啟業時，證嚴法師以「感恩、尊重、愛」，做為臺北慈濟醫院的標竿，期勉醫護同仁做到「守護生命、守護健康、守護愛」，十七年來一直以此為努力方向。趙有誠接掌臺北慈濟醫院以來，亦帶領全院同仁走在這條路上，而在遭逢新冠肺炎這場百年大疫時，更將「感恩、尊重、愛」發揮得淋漓盡致。

臺北慈濟醫院從二〇二〇年二月出現第一例確診重症病患開始，到二〇二一年五月至八月爆發本土疫情收治九百零六名確診病人，再到二〇二二年四月 Omicron 引發大感染，至六月中旬，臺北慈濟醫院已收治一千兩百位中重症病患，以及負責五萬六千多位居家照護輕症病患，照護病患人數暴增。支撐全體醫護奮戰不懈的動力，除了醫護的天職與責任，最重要的關鍵就是「愛」——因為愛你，不忍你受苦，所以我們再苦再累，也要把你救回來、把你照顧好。

也因為醫療之愛，不忍有病患流落在外得不到醫治，臺北慈濟醫院勇於承擔，在二〇二一年本土疫情大爆發後，竭盡所能收治重症病患，在當時起了安定社區人心的功用，也發揮帶頭的作用；二〇二二年新北市政府規劃出每家責任醫院的責任區，但臺北慈濟醫院只要有能力，也不拒絕跨區求助的病人，敞開大門，將驚惶心急的病人護於羽翼之下。

確診病患無論送到哪家醫院，也許醫療專業都差不多，然而臺北慈濟醫院對病患的愛與無微不至的關懷，卻是獨特的。「病人信賴我們，願意把生命託付給我們，我們當盡全力不付所託，」趙有誠說，醫療本身是冷硬的科學，加進愛，醫療才有溫度，才會柔軟，「臺北慈濟醫院是醫學中心級的人文醫院，在這裡，『愛』不僅僅是名詞或形容詞，更是動詞。」

疫海無情，醫護有愛，無論臺灣還將面對幾波疫情海嘯，也無論未來還有多少染疫病患需要救治，臺北慈濟醫院始終會是茫茫疫海中，不分日夜、分分秒秒，不斷放下救生艇搶救生命的那艘法船。

社會人文 BGB532

挺在疫浪的前線

臺北慈濟醫院守護生命守護愛

口述 ── 趙有誠院長及醫護團隊
採訪整理 ── 葉知秋
文字協力 ── 張玉櫻（第五部）

總編輯 ── 吳佩穎
主編暨責任編輯 ── 陳怡琳
封面設計 ── 張議文
封面攝影 ── 張家毓
彩頁照片提供 ── 臺北慈濟醫院
協力編輯 ── 魏秋綢
內頁排版 ── 張靜怡、楊仕堯

國家圖書館出版品預行編目（CIP）資料

挺在疫浪的前線：臺北慈濟醫院守護生命守護愛／趙有誠著. -- 初版. -- 臺北市：遠見天下文化出版股份有限公司, 2022.06
面； 公分. --（社會人文；BGB532）
ISBN 978-986-525-648-7（精裝）

1. CST：臺北慈濟醫院
2. CST：傳染性疾病防制
3. CST：嚴重特殊傳染性肺炎

412.471　　111008192

出版者 ── 遠見天下文化出版股份有限公司
創辦人 ── 高希均、王力行
遠見・天下文化・事業群 董事長 ── 高希均
事業群發行人／CEO ── 王力行
天下文化社長 ── 林天來
天下文化總經理 ── 林芳燕
國際事務開發部兼版權中心總監 ── 潘欣
法律顧問 ── 理律法律事務所陳長文律師
著作權顧問 ── 魏啟翔律師
地址 ── 台北市 104 松江路 93 巷 1 號 2 樓
讀者服務專線 ── (02) 2662-0012 ｜傳真 ── (02) 2662-0007；(02) 2662-0009
電子郵件信箱 ── cwpc@cwgv.com.tw
直接郵撥帳號 ── 1326703-6 號　遠見天下文化出版股份有限公司

慈濟人文出版社
地址 ── 台北市忠孝東路三段 217 巷 7 弄 19 號 1 樓
電話 ── (02) 2898-9888 ｜傳真 ── (02) 2898-9889
郵政劃撥 ── 06677883　戶名 ── 互愛人文志業股份有限公司
網址 ── http://www.jingsi.org

製版廠 ── 中原造像股份有限公司
印刷廠 ── 中原造像股份有限公司
裝訂廠 ── 中原造像股份有限公司
登記證 ── 局版台業字第 2517 號
總經銷 ── 大和書報圖書股份有限公司 電話／ (02) 8990-2588
出版日期 ── 2022 年 6 月 30 日第一版第 1 次印行

定價 ── NT 450 元
ISBN ── 978-986-525-648-7
EISBN ── 9789865256524 (EPUB)；9789865256531 (PDF)
書號 ── BGB532
天下文化官網 ── bookzone.cwgv.com.tw

天下文化

BELIEVE IN READING